脳と心を癒して<ruby>眠る<rt>心地よく</rt></ruby>
和の花もようの
ぬり絵

医学博士・スリープクリニック調布院長
遠藤拓郎

画 藤田有紀／三葉南央子

日本文芸社

はじめに

四季折々の花や文様のぬり絵を楽しむと、
気がつけば心が癒され、その日のストレスも和らいでいきます。
無心でぬり絵と向き合えば、脳がリラックスして
自律神経のバランスも自然に整うため、きっと快適な眠りに導かれるでしょう。
本書のぬり絵で快適な睡眠を手に入れましょう。

Contents

 春 *Spring*

 夏 *Summer*

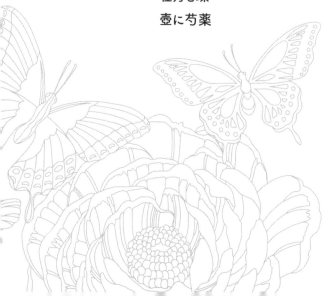

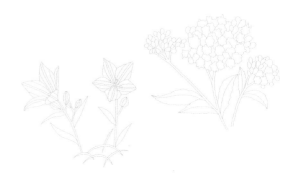

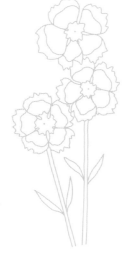

ぐっすり眠るための7つのポイント

年代に関係なく睡眠の悩みはありますが、ミドル・シニア世代になると特に「寝つきがわるい」「夜中に目が覚める」などの悩みが多くなります。しかし、ヒトは「眠る努力」はできない生き物です。そこで「起きている努力」をするポイントを紹介します。

Point 1　7時間以上床にいない

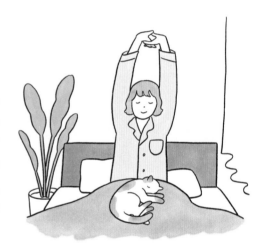

理想の睡眠時間は7時間です。そして睡眠の質に重要なホルモンであるメラトニンとコルチゾールの分泌を考えると、質のよい睡眠を得られる時間帯は23時半から6時半まで。この時間帯以外は床に入らずに、起きている習慣をつけていきましょう。

Point 2　1日に7000歩程度の活動を

睡眠の質を上げるために、日中はできる限り歩くことを心がけましょう。目安としては7000歩。平均的な速度で歩いた場合、約1時間程度のウォーキングになります。もちろん、スポーツや仕事、ボランティアなどで体を動かすのもOKです。

Point 3　1日に7時間程度のデスクワークを

Point 2のような「身体的な活動」のほか「精神的な活動」を行なうのもよいでしょう。デスクワーク以外に読書や編み物といった趣味も楽しんでください。もちろんぬり絵もおすすめです。Point 2と3の組み合わせで「2000歩のウォーキング」と「5時間のデスクワーク」でもかまいません。

Point 4 うたた寝や午後の長い昼寝をしない

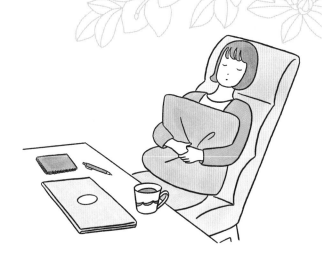

食事前の間食がいけないように「睡眠のつまみ食い」である、うたた寝や長い昼寝をすると夜に眠れなくなってしまいます。どうしても眠い場合は、15分以内の仮眠であればOKです。だらだら眠ってしまううたた寝と、意図して短時間だけ眠る仮眠は別物です。

Point 5 ストレスをためない

栄養素を分解してエネルギーに変えるという大事な役割があるコルチゾール。しかし、夜間のコルチゾールの値が高いと睡眠の質を悪化させてしまいます。ストレスがたまるとコルチゾールが多く分泌されるので、趣味を楽しむ時間をもつなど、ストレス緩和を習慣づけましょう。

Point 6 昼と夜の光を調節する

睡眠ホルモンであるメラトニンの分泌量を昼間に減らし、夜間に増やすために、昼は太陽の光を浴び、夜は明るい光を見ない習慣を。メラトニンの分泌がはじまる21時以降は室内を間接照明に切り替える、パソコン、スマートフォンは照度を落とすなどしてみてください。

Point 7 寝る前に体温を上げる

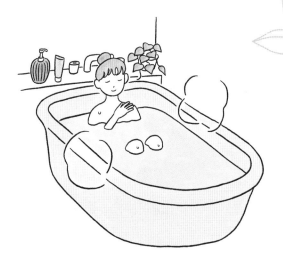

ヒトは眠るとき、体温がおよそ1℃ほど急激に下がります。寝る前に体温を上げれば、その後体温が下がり、この落差で眠気が訪れます。お風呂は寝る1時間前に入るのがおすすめです。シャワーですませず、湯船にゆっくり浸かる習慣を。

質のよい睡眠へ導く
ぬり絵の効果

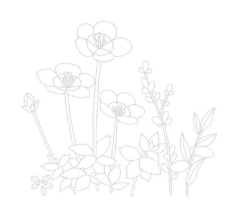

ぬり絵という作業の単調さと細かさは、自律神経を整えて眠りやすい状態にしてくれます。準備に時間がかからず、手軽にできるのもメリットです。

ぬり絵でぐっすり眠れる理由

ぬり絵に没頭して
ストレスを発散

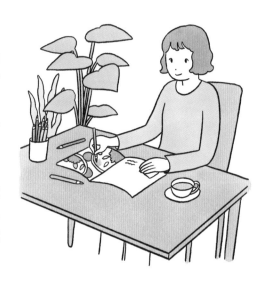

寝る前に、その日あった嫌なことに心が向いてしまうと、「ストレスホルモン」と呼ばれるコルチゾールの分泌が増えて、寝つきが悪くなります。それとは反対に、自分が楽しいと思えることに取り組むとよいストレス発散になり、嫌なことも忘れられます。寝る前のひとときをぬり絵の世界に没頭して過ごし、ストレスをためないようにしましょう。夜間のコルチゾールの分泌が減れば、睡眠の質も向上します。

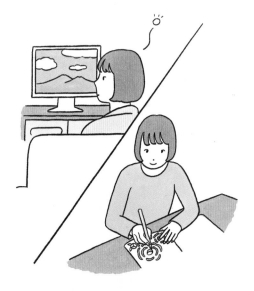

自分で作業をすることで
うたた寝を防ぐ

夕食後にボーッとしながらテレビを見て過ごしていると、いつの間にかうたた寝をしてしまいがちです。しかし、ここでぬり絵という積極的な作業を行なうと、作業に集中できるのでうたた寝を防ぐことができます。ぬり絵の絵柄によって癒されながら起きている時間が増えるので、睡眠の質も下がらずにすみます。

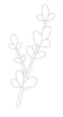
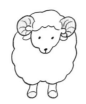
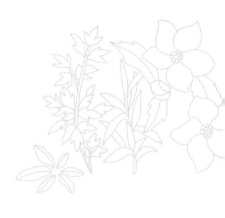

ぬり絵で日中の仕事や
家事などのストレスから
離れる時間をとりましょう。
脳と体が休まれば、
快適な眠りが得られます。

間接照明でメラトニンの抑制をマイルドに

夜間に「睡眠ホルモン」と呼ばれるメラトニンの分泌が増えると、ヒトは眠くなります。しかし、夜間にテレビ、パソコン、スマートフォンなどの明るい光に目を向けると、メラトニンの分泌が抑えられて眠気が減ってしまいます。メラトニンが分泌される夜は、間接照明に切り替えた部屋でぬり絵を行なうと、メラトニンが抑制されずに入眠がスムーズになります。

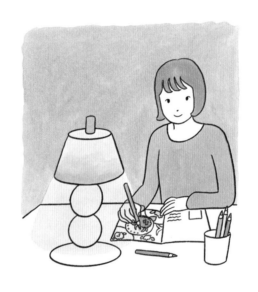

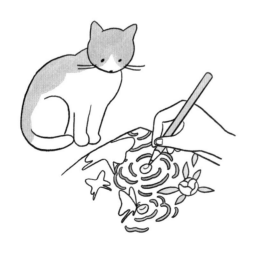

目がゆっくり動くため、脳の興奮が穏やかに

スマートフォンで動画などを観ていると、目が早く動くことで脳に強い刺激が加わります。するとドーパミンという覚醒物質が分泌されて、寝つきが悪くなってしまいます。これに対して、ぬり絵をしているときには目の動きが静かでゆっくりなため、脳の興奮も穏やかになり、眠りに入りやすくなります。

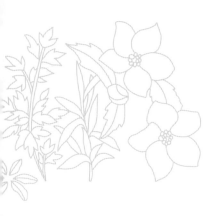

ぬり絵でリラックスできる理由

繊細で単純な作業のため

ぬり絵は、繊細かつ単純な作業の繰り返しなので、集中して取り組んでいると、いつの間にか雑念がなくなっていきます。本書のぬり絵は、花や文様を中心とした細かい絵柄なので集中しやすく、自分に合った一定のリズムでぬり続けることで、よけいな思考が停止し、無心になれるのです。自然な呼吸でぬり絵に集中することで自律神経のバランスが整い、リラックスできます。

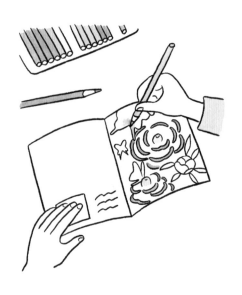

体と心がほどよく疲労するため

寝る前に激しい運動をしたり、おもしろい動画を観たりすると、体と心に強い刺激が加わり目が覚めてしまいますが、ぬり絵なら適度な刺激で眠りに導きます。本書のぬり絵は、ふだんから親しんでいる季節の花や落ち着きのある伝統的な文様を絵柄にしているため、体と心への働きかけが穏やかです。リラックスして取り組めば、ほどよい疲労感によって、覚醒から睡眠への移行がうながされます。

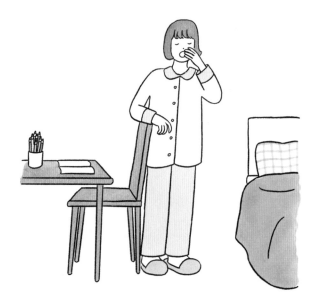

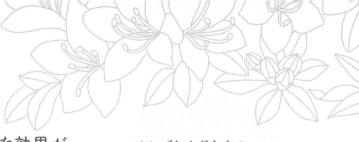

ほかにも、こんな効果があります！

配色で癒し効果がアップ

配色を考えながら、好きな色をぬることで、心が満たされて癒し効果がアップします。自分が快く思える色を選んで楽しみましょう。

色鉛筆など身近な画材でOK

色鉛筆など身近なもので、気軽にはじめられるのもメリットです。パッとはじめて、パッと終えられるので、無理なく長く続けられます。

がんばりすぎなくていい

ぬり絵には厳密なルールはありません。がんばりすぎずに自分でぬる範囲を決めて、自由に楽しめる点もストレスフリーにつながります。

達成感でモチベーションもアップ

ぬり終わった絵の出来栄えを見ると、達成感によって気分がよくなります。するとモチベーションもアップ。物事にも意欲的に取り組めます。

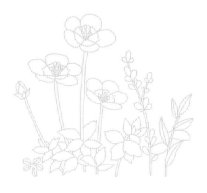

あなたの眠りをチェック

あなたはよい睡眠がとれているでしょうか？

- □ 深く眠れた感じがない
- □ 夜中に3回以上目が覚める
- □ 布団に入ってから寝つくまで30分以上かかる
- □ 朝、目覚まし時計が鳴る時間より30分以上前に起きて、その後も眠れない
- □ 昼間に3回以上眠くなる

この本のぬり絵のポイント

どうしてぬり絵で快眠できるの？　そんな疑問にお答えします。
本書のぬり絵が眠りに効果的な理由を押さえてからはじめましょう。

文様に込められた意味を考えて、脳に適度な刺激を

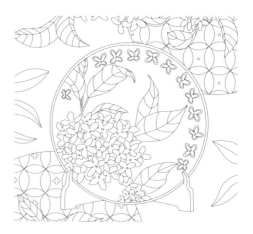

四季の花々と伝統的な文様を組み合わせた、美しく華やかな和柄は眺めているだけでも癒されます。文様にはさまざまな意味があり、昔から招福の願いをこめて身のまわりの多くのものに使われてきました。その文様の意味を考えながらぬると脳に適度な刺激が伝わり、穏やかに活性化することで自律神経を整える効果があります。

季節の花々の色彩や香りをイメージして、心を整える

色彩や香りなど、五感に訴えるものをイメージしながらぬると、脳の司令塔と呼ばれる前頭前野が活動しやすくなります。過去に見た美しい花などの記憶と結びつけることで、脳のさまざまな部分が適度に刺激を受け、イライラがおさまって情緒も安定し、睡眠にもよい影響を与えます。

「細かい絵柄をぬる」という単純作業の繰り返しに癒される

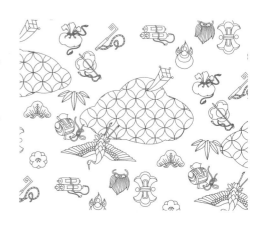

伝統文様などの細かい絵柄を一定のリズムでぬっていく単純な作業の繰り返しには、自律神経を整える効果があります。集中して無心にぬり絵に取り組むことで、心地よいリズムが脳の視床下部から自律神経に伝わり、大きな癒しが得られます。

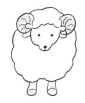

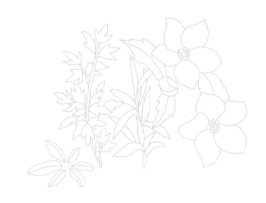

ぬり絵というアートと快適な眠りは、じつはたいへん相性がよいのです。眠りに導くために考えられた絵柄で、安らぎのひとときを楽しんでください。

細かい絵柄を多くの色を使ってぬる満足感

さまざまな色を使ってぬると、交感神経も副交感神経も活性化して、自律神経が整います。さらに色使いを限定せずに好きな色を自由にぬると、満足感からストレスが解消し、脳もリフレッシュします。

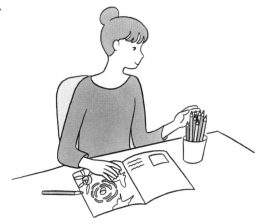

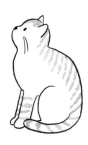

裏ページにぬり絵がないので裏うつりを気にせず、ぬりやすい

ぬり絵の裏面には作品がないので、裏うつりや対向ページからの色うつりを気にしなくてよく、手も汚れにくいのでぬりやすいです。また、ぬり終えたら切り取って、額に入れたりして飾ることもできます。

ポストカードサイズのぬり絵で活用度も達成感もアップ

1ページを使ったぬり絵のあとに、ポストカードサイズのぬり絵も掲載しています。ポストカードとして送りたいと思う人のことをイメージしながらぬれば、いっそう心も落ち着きます。小さな絵柄なので完成まで時間がかからず、達成感が得やすいのも魅力です。

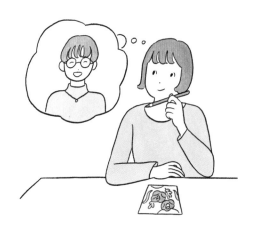

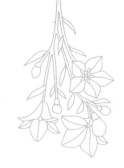

ぬり絵の睡眠効果を引き出すコツ

色鉛筆など、好みのぬりやすい画材を使って、好きなところから楽しんでぬるのが一番です。作業が負担にならないよう、集中力が途切れたらやめましょう。

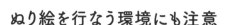

ぬり絵を行なう環境にも注意

ぬり絵は、お風呂に入る前と後のどちらに行なってもOK。ただし、お風呂から上がった後は、体温が下がらないうち（30分以内）に布団に入ることが大切なので、入浴後にぬり絵を楽しむなら15分くらいで切り上げましょう。睡眠環境を整えるために、メラトニンの分泌がはじまる21時以降は、部屋を間接照明に切り替え、手元はスタンドライトなどで照らします。布団に入るときの室温は、夏は27〜29℃、冬は18〜20℃、湿度は50％前後を維持するのが理想です。

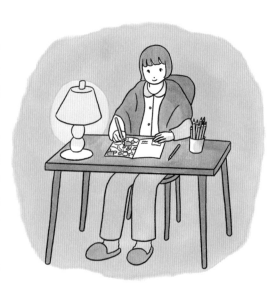

姿勢に気をつけて、自然な呼吸で

うつむきがちの姿勢になると、呼吸が浅くなって自律神経が乱れる原因になります。背筋を伸ばした正しい姿勢でぬりましょう。リラックスをうながすためにも自然な、楽な呼吸を心がけてください。

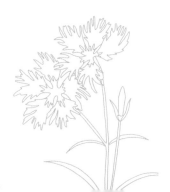

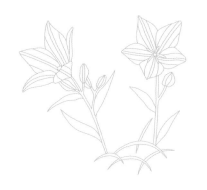

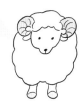

寝る前のぬり絵タイムは、その日の自律神経の乱れを整えるのに最適です。今日1日の自分をねぎらいながらぬりましょう。

ていねいにゆっくりぬることで心を落ち着ける

自律神経を整えるために、ぬり絵はていねいに、ゆっくりとぬっていきましょう。無心になることで副交感神経が優位になって自律神経のバランスがリラックスに傾き、イライラや不安も和らぎます。

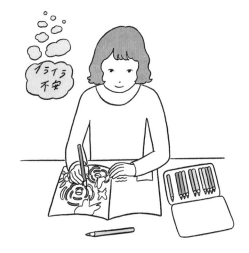

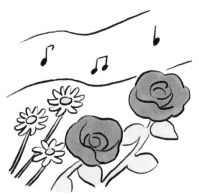

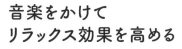

五感を使ってぬり絵を楽しむ

絵柄から聞こえてくる音や、漂ってくる花の香り、動物のやわらかな毛といったものを想像しながら楽しんでぬりましょう。五感をフルに使うことで癒しの効果が高まり、睡眠の質がよくなります。

音楽をかけてリラックス効果を高める

ぬり絵をするときには、好きな音楽をかけてもよいでしょう。興奮状態になって眠れなくならないように、ご自身がリラックスできる音楽にします。鳥の鳴き声や川のせせらぎなどの自然音やヒーリング・ミュージックなどもよいでしょう。

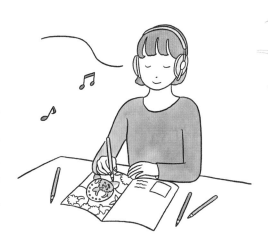

色鉛筆できれいにぬるコツ

大切なのは、指によけいな力を入れずに楽にぬっていくことです。
そして、ちょっとしたコツをつかむこと。ここで紹介したポイントを押さえれば、
ぬり絵の完成度がぐっと変わってきます。

Point 1 色鉛筆の芯はきれいに尖らせておく

色鉛筆の芯は常にきちんと尖らせておきます。細かい部分をきれいにぬれるのはもちろんですが、よけいな力を入れずに筆圧をコントロールして、濃さなどを調節しながら正確にぬることができます。

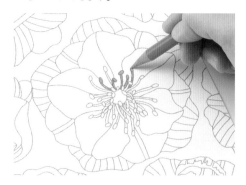

Point 2 細かい部分をぬるときは色鉛筆を立てて

細かい部分をぬるときは、鉛筆をもつときの要領で色鉛筆を立たせぎみにしてもちます。色鉛筆の芯の先をぬりたい部分に正確にあててぬることができます。

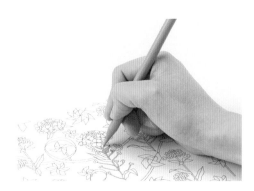

Point 3 広い部分をぬるときは色鉛筆をねかせて

広い部分をぬるときは、色鉛筆をねかせるようにもつと、紙と色鉛筆の芯の接地面が広くなります。指の力を抜いて、一定の強さでぬるようにします。

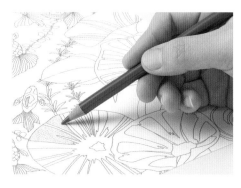

Point 4 隙間なくていねいに色をぬる

ぬった部分に隙間ができてしまうと、きめ細やかな仕上がりにならないので、ていねいに隙間なくぬりましょう。とくに線の近くは、端まできちんとぬると見栄えがよくなります。

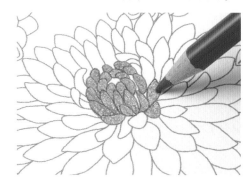

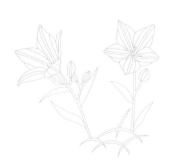
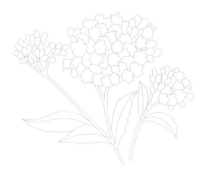

きれいに仕上げるためのコツ

紙をしいて汚れを防ぐ

ぬり終えたところにぬっている手が触れてしまうと、色がこすれて、ぬり絵が汚れてしまうことがあります。ぬり絵の上に紙やティッシュペーパーをしいて、汚れを防ぎながらぬりましょう。

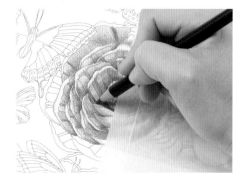

同じ方向に均一にぬる

色を濃く出そうとして指に力を入れ過ぎたり、いろいろな方向にぬったりすると、ぬりムラができてしまいます。力を入れずに、同じ方向に均一にぬると、ムラなくきれいにぬれます。

※広い部分をぬるときに紙やすりを下に敷いてぬると、かすれた感じを出すことができます。

ぬり絵にルールはありません。心のままに、使いたい色を自由に選んで、あなたならではの作品を完成させてください。

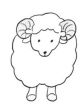

眠りに誘う色はあるの?

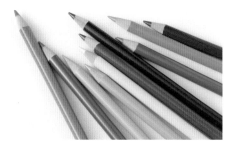

色鉛筆には、ベーシックな油性色鉛筆のほかに、描いた部分を筆でぬらすと色が溶けて水彩画のような表現ができる水彩色鉛筆などもありますが、ここでは油性色鉛筆を使っています。色の種類や芯の硬さはメーカーによって違ってきますので、好みのものを使ってください。また、特に使用する色に決まりはありません。好きな色を自由にぬることが、癒しにつながります。ぬっていて快く感じるのであれば、たとえば水墨画のような、白黒の濃淡の色合いでもよいのです。

花のぬり進め方のコツ

色鉛筆のぬり方にルールはありませんが、色をぬり重ねることで濃淡ができ、
立体感を出したり、奥行きを表現したりすることができます。
ぬり絵をきれいに仕上げるための、ぬり進め方のコツを紹介します。

1 薄く下ぬりをする

使う色を決めたら最初は濃くぬらず、薄く下
ぬりをします。本書のぬり絵は細かい絵柄な
ので、部分ごとに色を変えてみても。

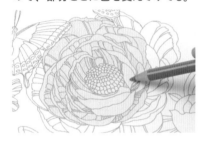

4 花びらの先をぬる

花びらの先は薄くぬります。花びらの裏側が
見えているところは、陰になっている部分に
色を重ねて立体感を出します。

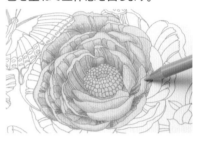

2 色を重ねて濃くする

最初の下ぬりよりも、少し強めに色を重ねて
濃くします。花びらをピンクやベージュ、赤
紫などでぬって、自由に配色を楽しみます。

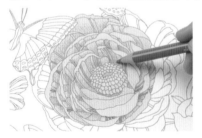

5 陰の部分を濃くする

陰の部分に、さらに濃い色を重ねて強調し
ます。花びらが重なるところなどを濃くする
ことで奥行きを表現します。

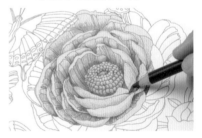

3 花びらの付け根を濃くする

花びらの付け根近くと花びらが重なり合って
いるところは陰になっているので、色を重ね
て濃くしグラデーションをつけます。

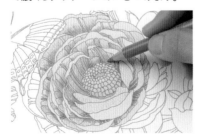

6 さらに陰影をつける

花芯のまわりの陰の部分に、さらに陰影を
つけて完成に近づけます。陰影を強めに表
現することで、全体が締まって見えます。

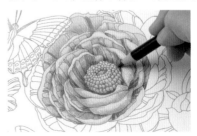

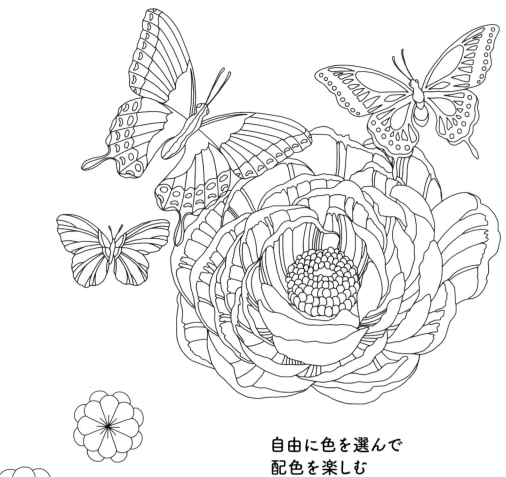

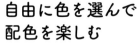

自由に色を選んで
配色を楽しむ

ぬり絵の色選びは、絵柄から受けた印象によって、自分の感じるままに自由に楽しみましょう。たとえ原色であっても、モノトーンであってもかまわないので、自分が心地よいと思える配色にこだわってみてください。ぬっているうちに無心になれて、ストレスも解消でき、快眠につながります。

ぬり絵が完成したら、SNSのプロフィールの背景にしたり、出来栄えを載せたりして楽しんでもよいでしょう。

本書の使い方

ゆったりとした気持ちでページを開き、
その日の気分に合うぬり絵を選んでぬっていきます。
1日でぬり終える必要はないので、ゆっくりていねいにぬって楽しむことを
眠りにつく前の習慣にしていきましょう。

ぬり絵のタイトルから、配色のイメージをふくらませていきましょう。
今、心ひかれるタイトルを選んで取り組んでみてください。

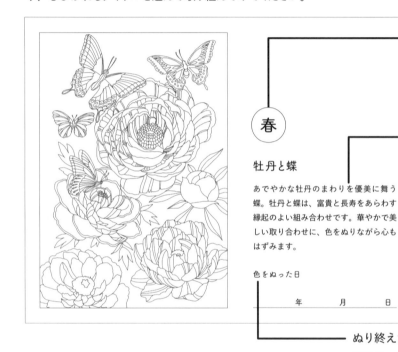

ぬり絵は、春夏秋冬の季節の順に掲載し、四季に属さない「雑」も掲載しています。

ぬり絵の絵柄や文様についての説明を掲載しています。絵柄の背景がわかると、いっそうその世界に入り込み、想像を広げながら、ぬり絵を楽しむことができるでしょう。

春

牡丹と蝶

あでやかな牡丹のまわりを優美に舞う蝶。牡丹と蝶は、富貴と長寿をあらわす縁起のよい組み合わせです。華やかで美しい取り合わせに、色をぬりながら心もはずみます。

色をぬった日

　　　　　　年　　　　月　　　　日

ぬり終えた日などを記しておくと、どんな日にぬったのかを振り返ることができ、記憶も鮮明によみがえるでしょう。ぬり絵を完成させるにつれて、しだいにレベルが上がっていることも確認できます。

完成したぬり絵の楽しみ方

自分だけのぬり絵の本に

すべてぬり終えたら、それはそのまま自分だけのぬり絵の本になります。自分の作品を心ゆくまで鑑賞したり、同じようにぬり絵を楽しんでいる友人と見せ合って、感想を伝え合ったりするのもよいですね。

額に入れて飾る

お気に入りの作品はきれいに切り取り、額に入れて飾りましょう。作品の出来栄えに達成感が得られ、眺めるたびに自律神経が活性化します。「次はこんなふうにぬろう」とモチベーションも上がるでしょう。

ポストカードを送る

ポストカードサイズのぬり絵を友人や知人に送ってもよいでしょう。送りたい相手のことを考えながらぬることで、メールや電話とはひと味違ったコミュニケーションがはかれます。実際に発送する際は、切手を貼ってください。

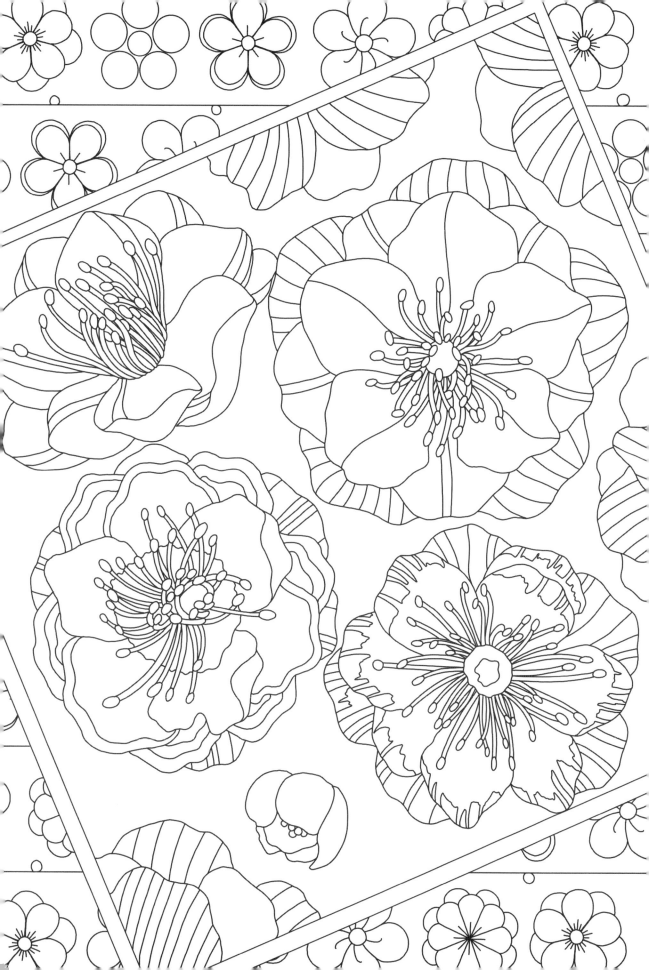

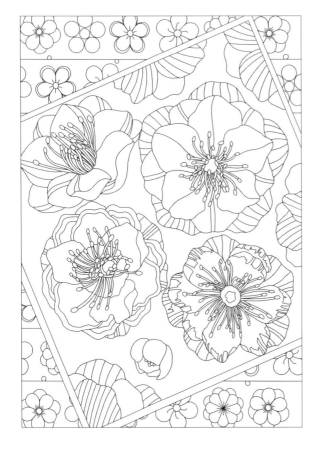

春

色紙に梅

さまざまな梅の文様を背景に、色紙に華やかな八重梅を配しています。寒さの中、ほかの花に先立って咲く梅のほのかな香りを想いながらぬってみましょう。

色をぬった日

_____ 年 _____ 月 _____ 日

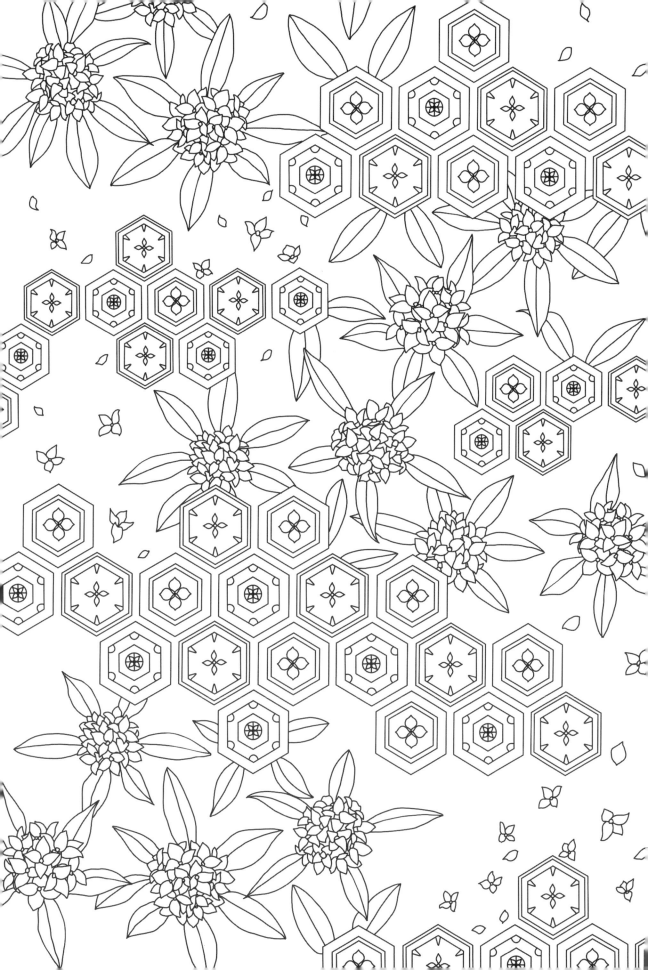

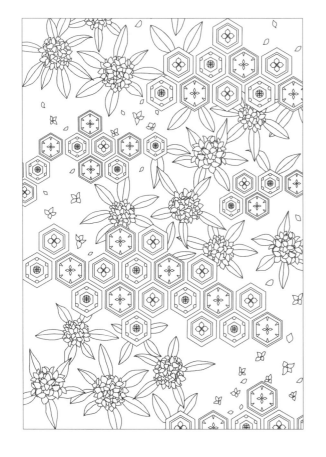

春

沈丁花と破れ亀甲

春先に、小さな花がかたまって毬のよう
に咲く沈丁花。芳醇な香りをイメージし
ながらぬりましょう。部分的に配した（破
れ模様）、六角形の亀甲文様にも香しさ
が漂うイメージで。

色をぬった日

_____ 年 _____ 月 _____ 日

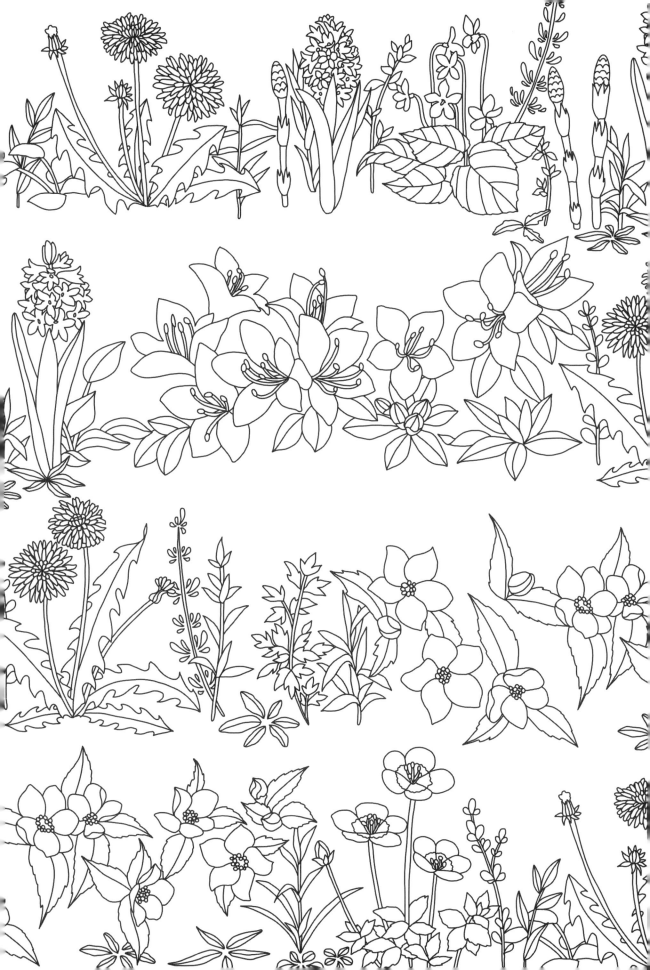

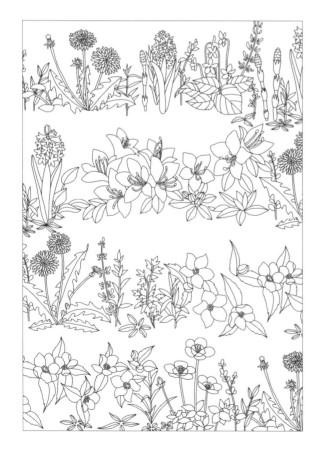

 春

野山の春草

眺めているだけで顔がほころんでしまうほど愛らしい、蒲公英や菫、土筆、そして躑躅や山吹、ネモフィラ。春の訪れに心がはずむ気分で、今思い浮かぶ色合いを選んで楽しみましょう。

色をぬった日

　　　　　　年　　　　　月　　　　　日

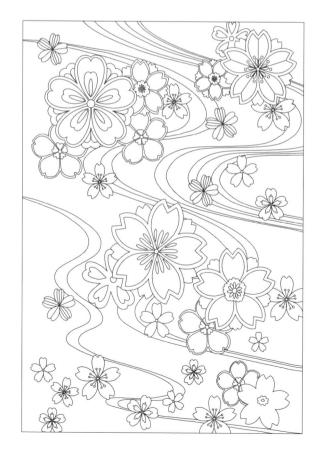

春

桜吹雪

桜吹雪が舞う頃、川の水面には散った花びらが連なって浮かぶ様子が見られます。川の流れに沿うように、ひらひらと散りゆく桜に思いを馳せながら、桜色のやさしいエネルギーに包まれましょう。

色をぬった日

　　　　年　　　　月　　　　日

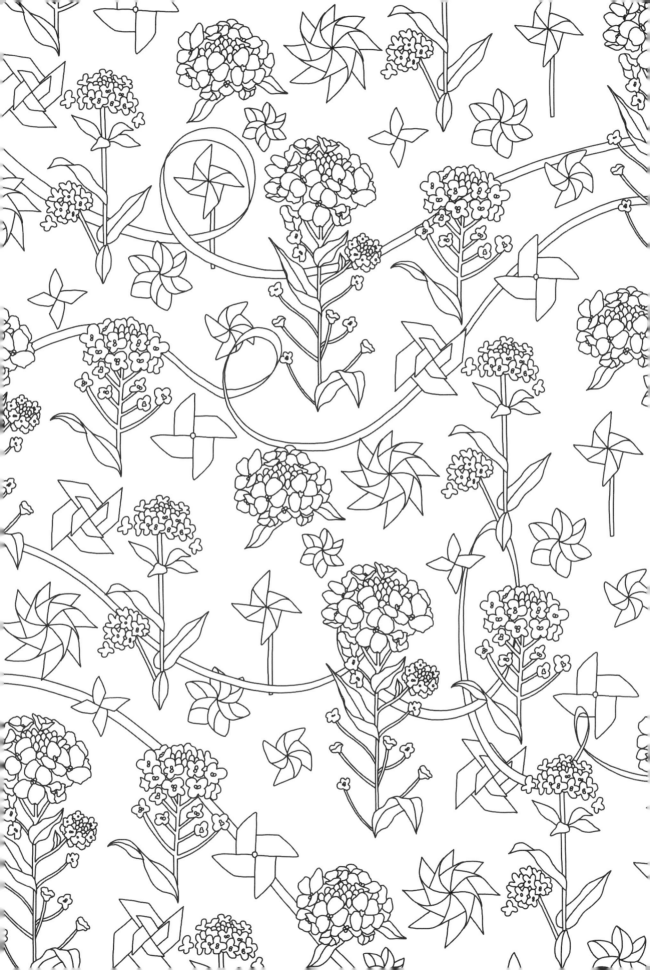

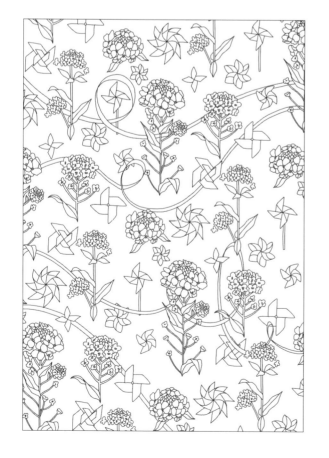

菜の花と風車

心が明るくなるような鮮やかな黄色い菜
の花と、春の風を受けて軽やかにまわる
風車。風車がまわる様子を思い浮かべ、
今日１日の心の疲れをときほぐすように
ぬっていきましょう。

色をぬった日

年　　　　月　　　　日

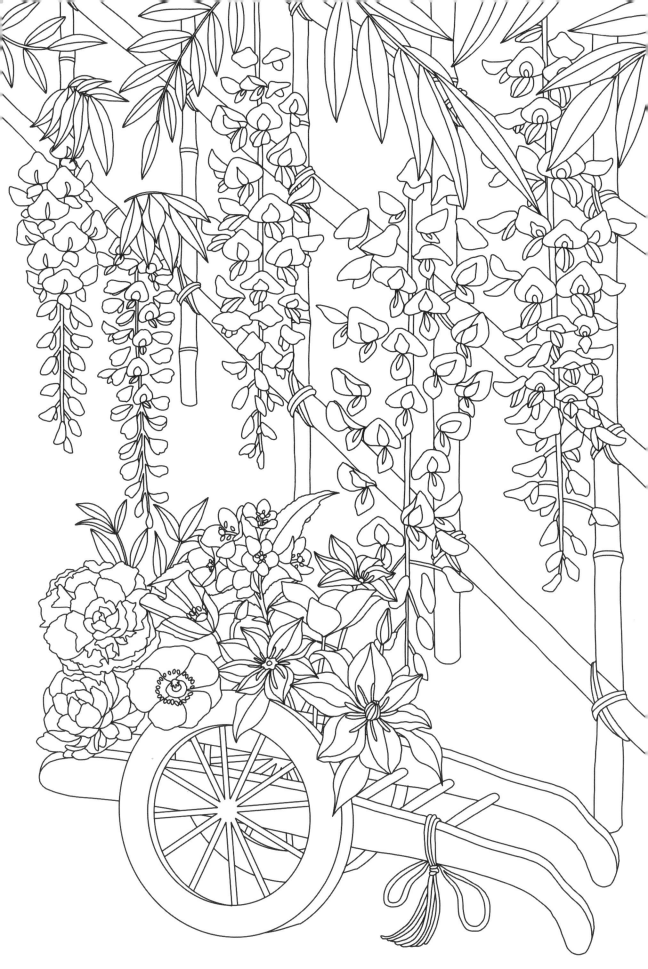

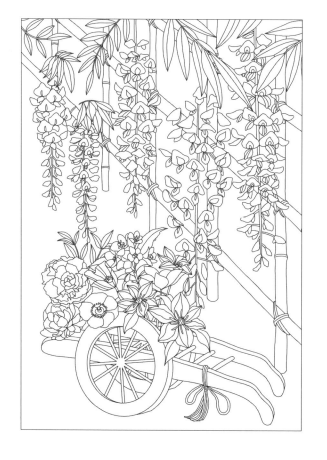

春

藤棚と花車

高貴で優美な雰囲気にあふれる藤棚に花
車。御所車にたくさんの花をあしらった
花車は、振袖などによく使われる文様で
す。あなたならではの色選びで、夢のよ
うな色合いに仕上げてください。

色をぬった日

　　　　　　　　　　年　　　　　月　　　　　日

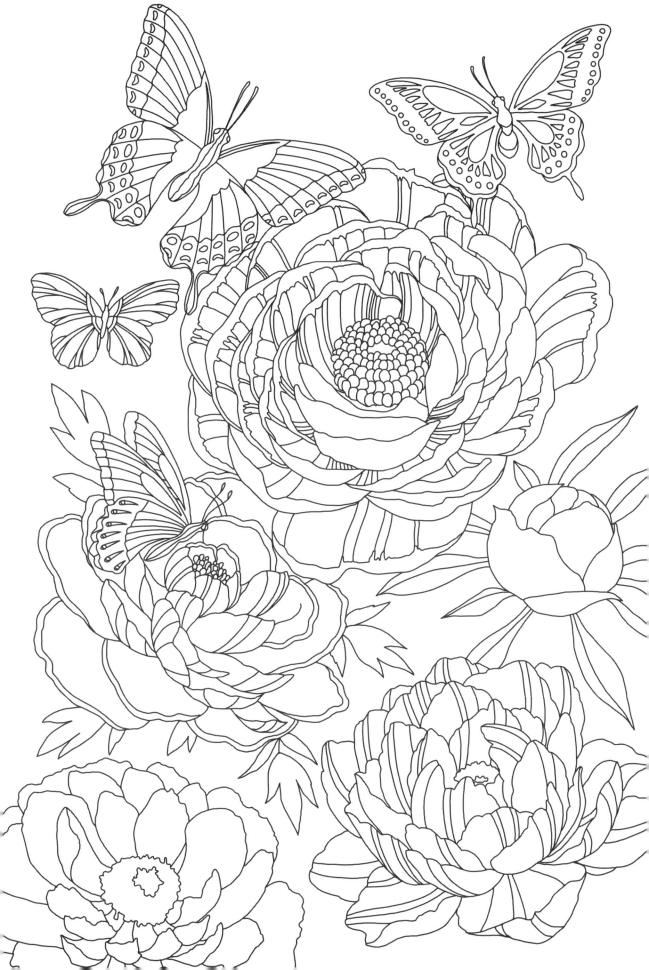

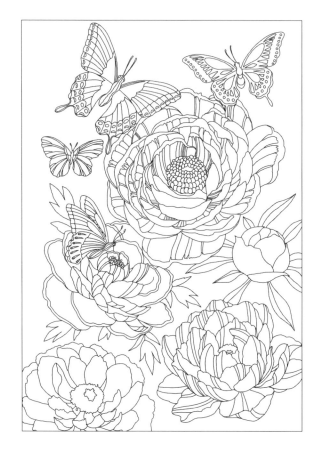

春

牡丹と蝶

あでやかな牡丹のまわりを優美に舞う
蝶。牡丹と蝶は、富貴と長寿をあらわす
縁起のよい組み合わせです。華やかで美
しい取り合わせに、色をぬりながら心も
はずみます。

色をぬった日

| | 年 | 月 | 日 |

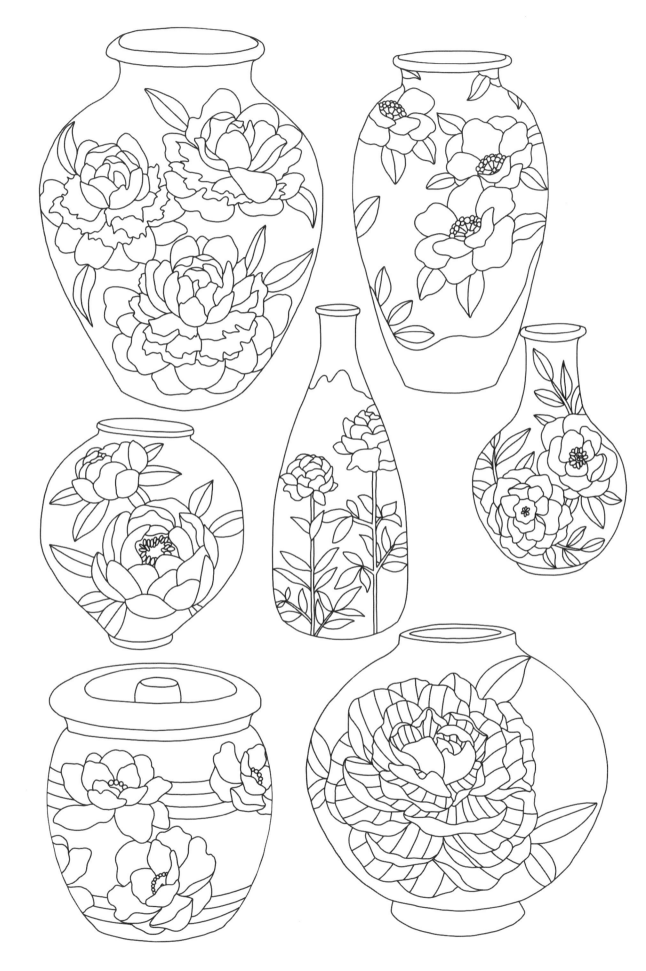

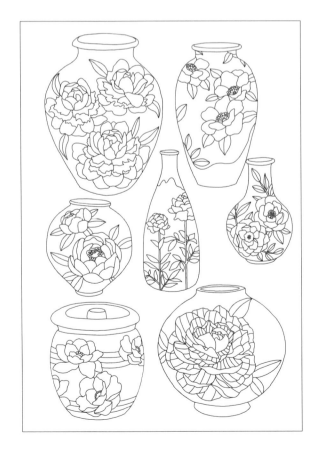

春

壺に芍薬

いろいろな壺と芍薬のコントラストに、
配色のイメージも広がる絵柄です。ふく
よかに開花して、優雅な香りを漂わせる
芍薬は、心地よい眠りにつきたいという
願いもかなえてくれそうです。

色をぬった日

年　　　　月　　　　日

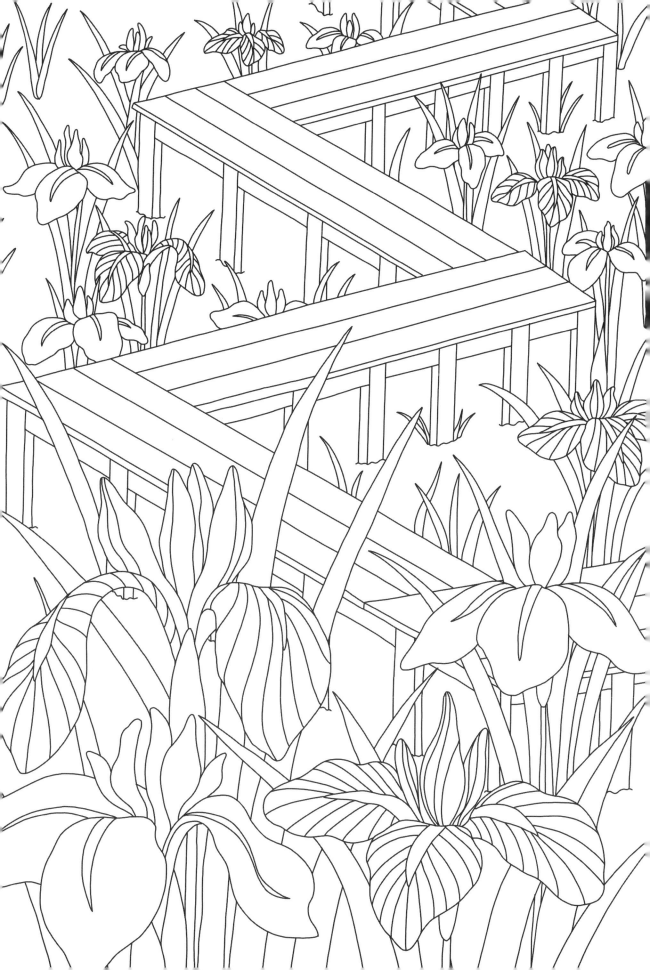

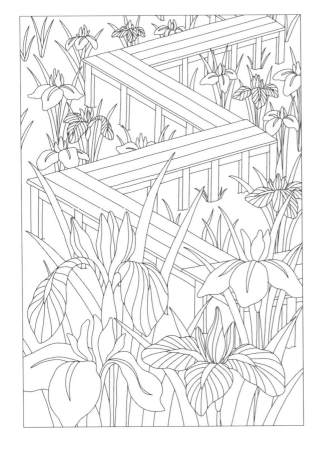

夏

八橋と杜若

八橋とは、稲妻の形に板をつないでかけ
た、散策のための橋です。橋のたもとに
咲く杜若は、歌人も好んだという優美な
花ですが、じつはとても強く、そう簡単
には枯れない花です。

色をぬった日

_____ 年 ___ 月 ___ 日

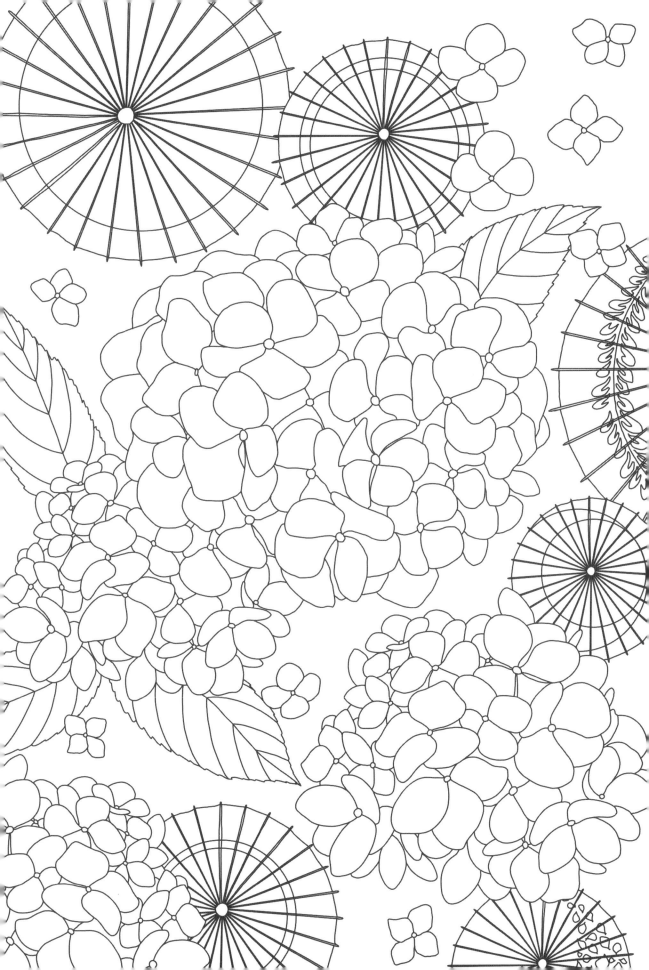

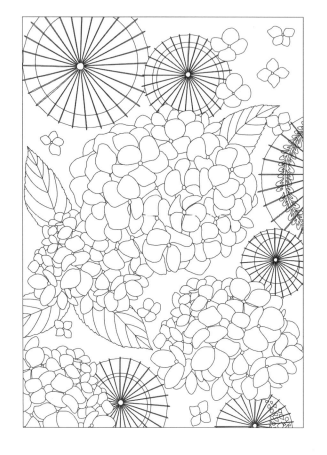

夏

紫陽花と蛇の目傘

梅雨の時期にしか味わえない、雨の中で
咲き誇る紫陽花の美しさ。丸みのある
フォルムをぬりながら気持ちもほぐれて
いくでしょう。蛇の目傘も色とりどりに
ぬって楽しんでください。

色をぬった日

　　　　　　年　　　　月　　　　日

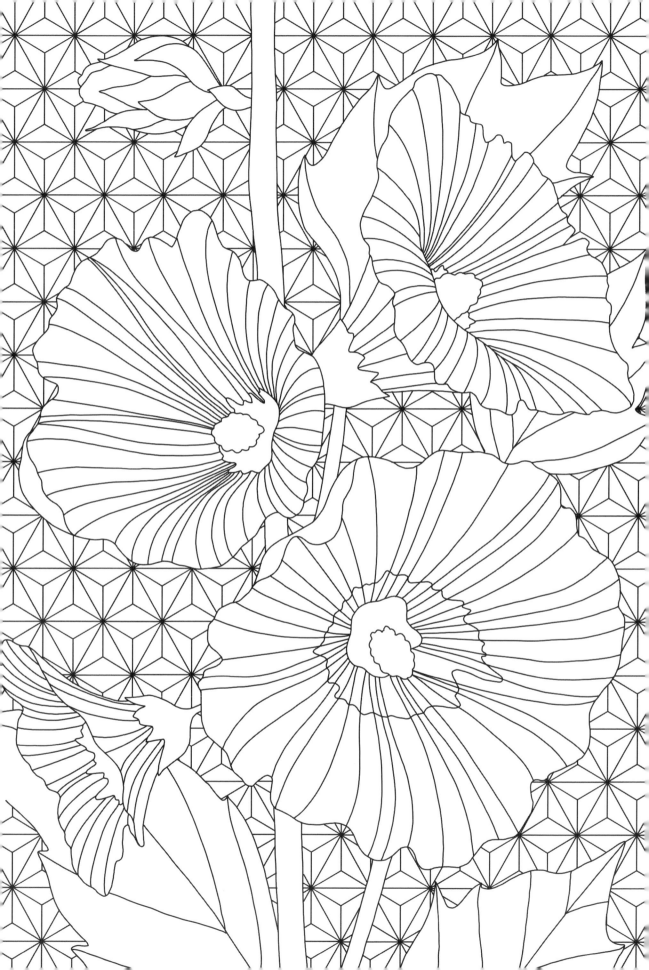

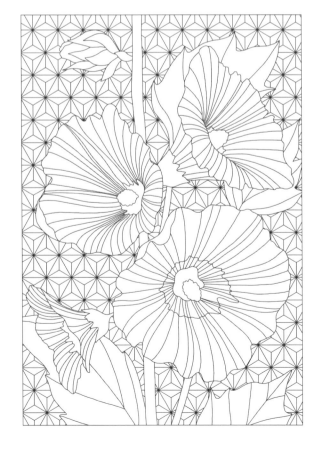

夏

立葵と麻の葉

はつらつと咲き誇る立葵の様子に、のび
のびと生命力を感じる色で彩りたくなる
ことでしょう。子どもの健やかな成長の
祈願にも使われる麻の葉の文様からも、
元気がもらえます。

色をぬった日

年　　　　　月　　　　　日

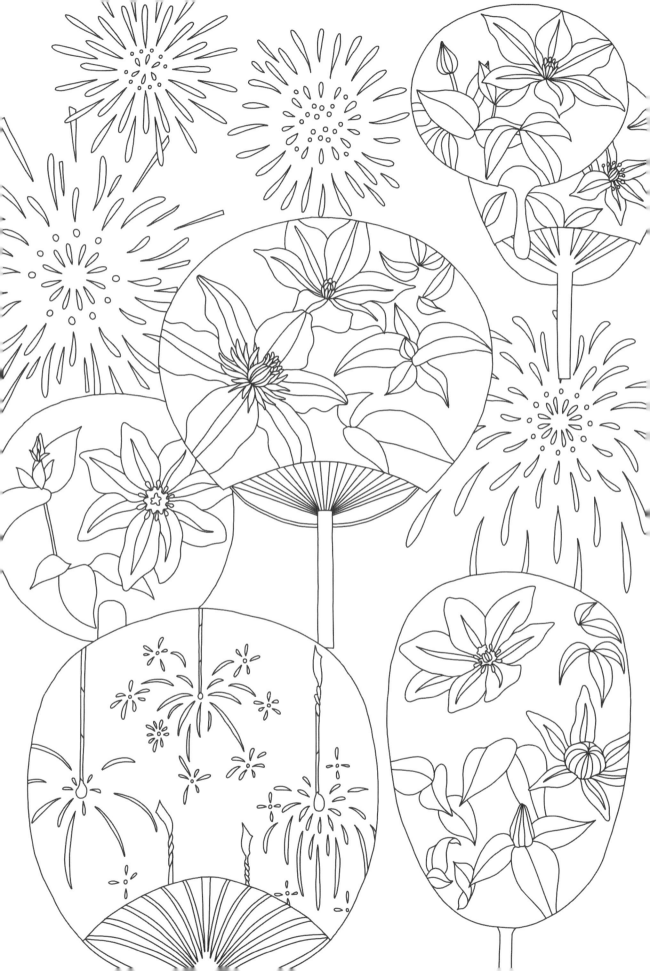

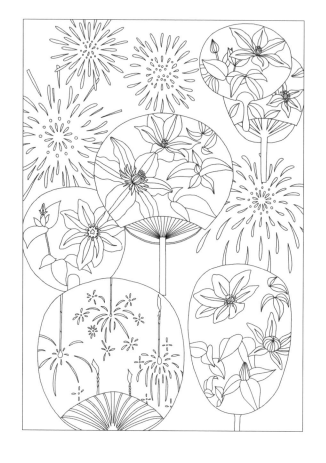

 夏

団扇に鉄仙、花火

鉄仙は、青や紫、白などの色があり、
暑い季節をさわやかに彩ってくれる、
ちょっと特別な存在感のある花です。
団扇で涼をとりつつ眺める花火の楽しさ
を想像しながらぬりましょう。

色をぬった日

　　　　　　　年　　　　月　　　　日

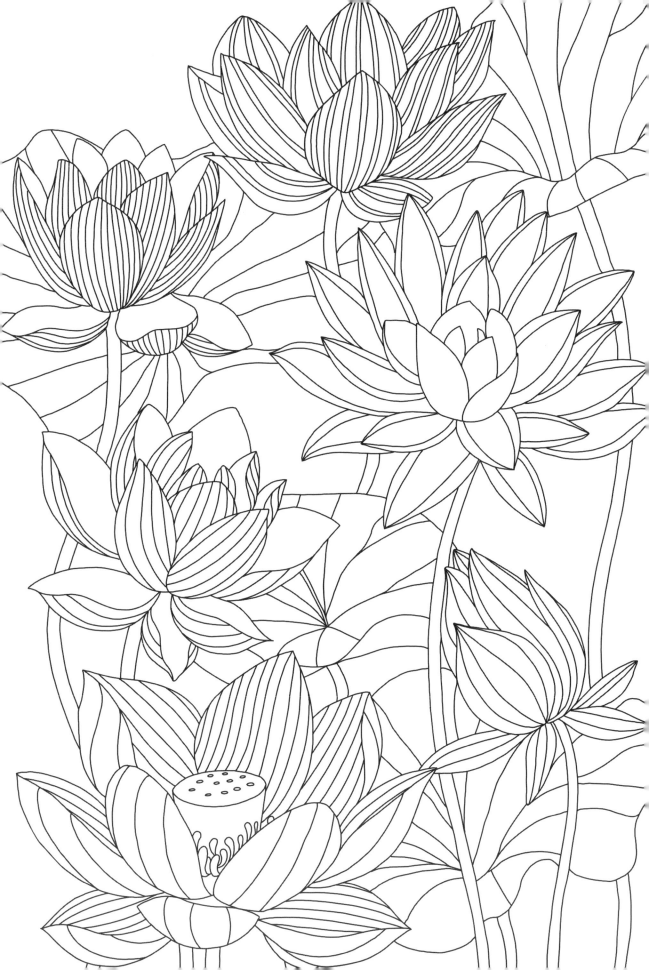

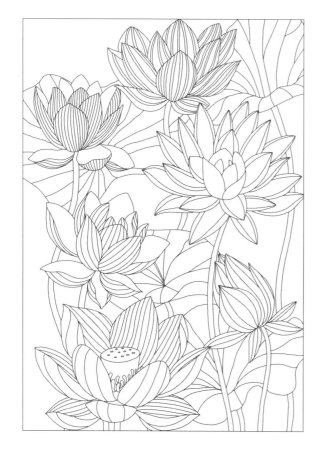

 夏

蓮の花

清らかさと再生の象徴といわれる蓮の
花。泥の中で咲きながらも、泥水に染ま
ることのない強さと気品をどんな色で表
現しましょうか。自分の心の中と向き合
えそうな絵柄です。

色をぬった日

　　　　　　年　　　月　　　日

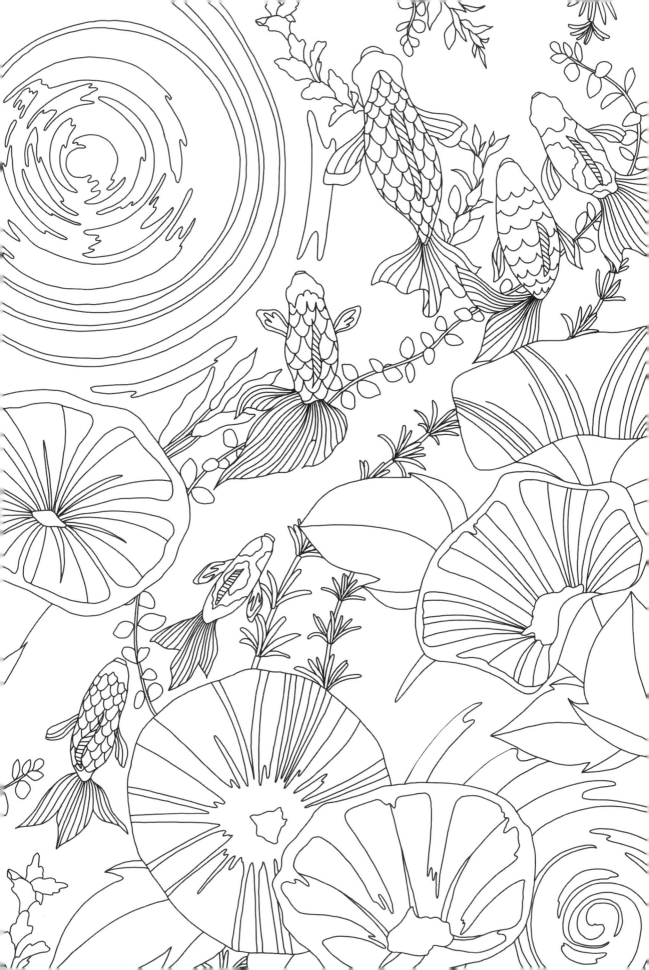

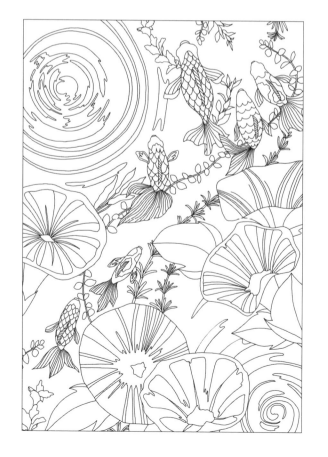

 夏

金魚と水草、朝顔

朝顔の蔓の絡みついて離れない強さと、昼にはしぼんでしまう花のはかなさに、対照的な魅力を感じます。尾びれをなびかせながら泳ぐ金魚と広がる波紋。記憶の中の夏の朝を思い出してみましょう。

色をぬった日

_____ 年 _____ 月 _____ 日

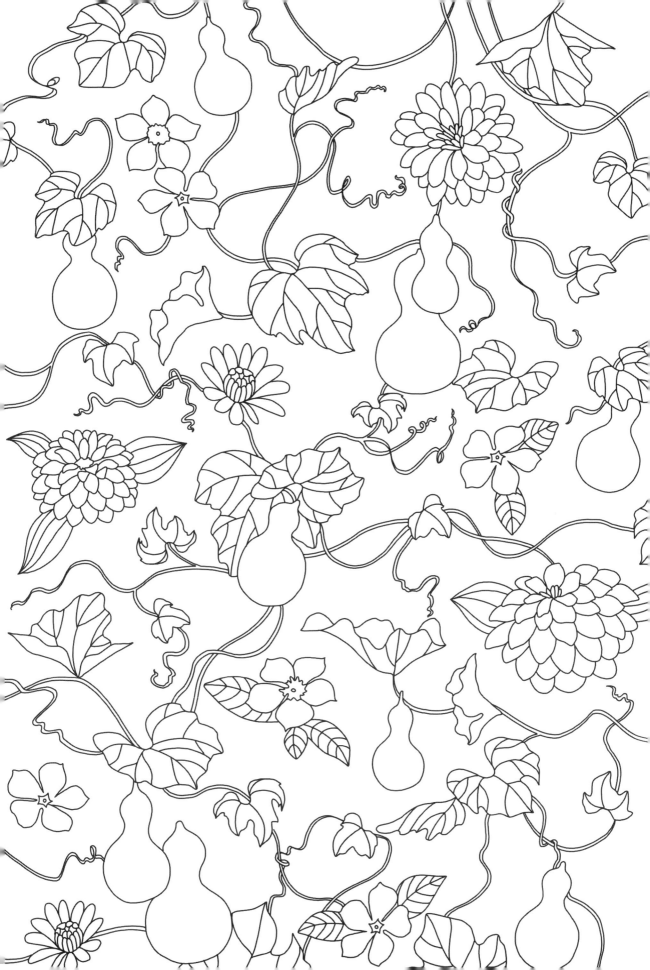

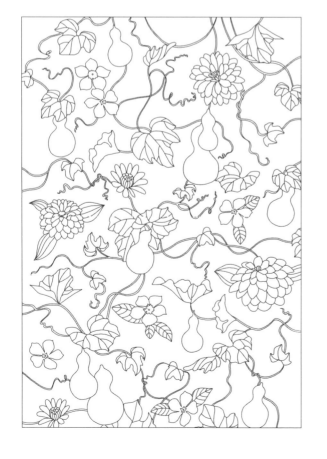

 夏

瓢箪、日々草と百日草

下がふくらんだ末広がりの形から、魔よけや縁起のよいものとして広く用いられてきた瓢箪^{ひょうたん}を、日々草と百日草の可憐さが引き立てています。ぬり終えたら撮影して、お守りとしてスマートフォンの待受けなどにも。

色をぬった日

　　　　　年　　　　月　　　　日

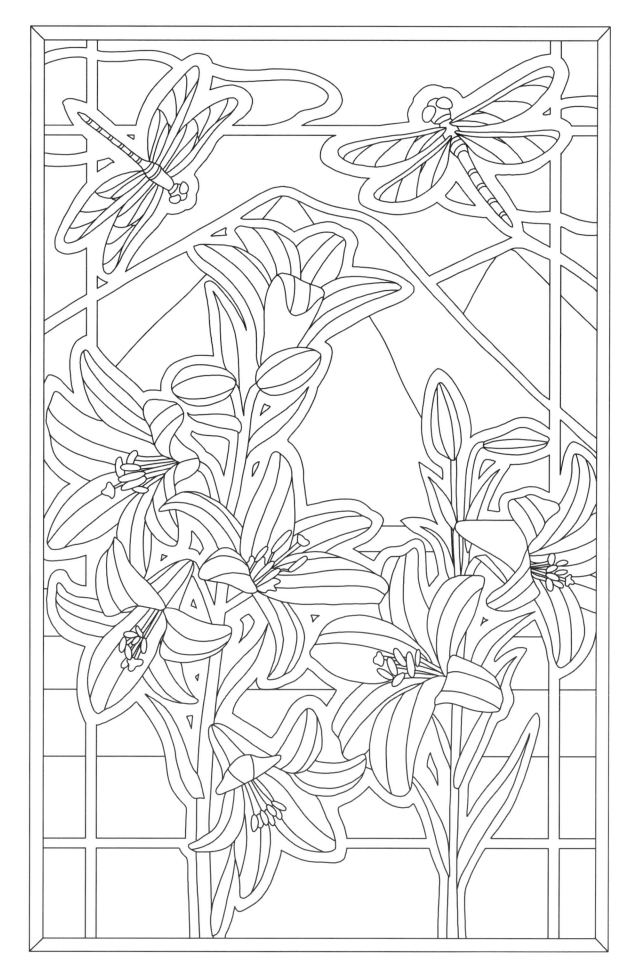

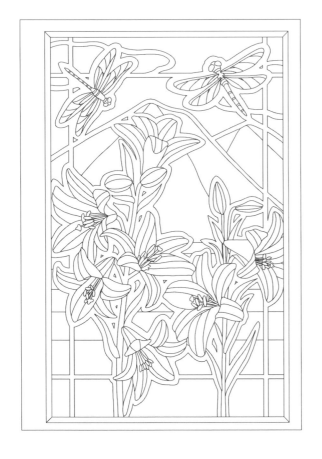

夏

百合と蜻蛉のステンドグラス

純潔や美の象徴とされる百合と、前にし
か飛ばない習性から「勝ち虫」と呼ばれ
る蜻蛉のステンドグラス。夏山の幻想的
な絵柄を、あなたらしい清く強い色合い
で彩ってみましょう。

色をぬった日

　　　　　　　年　　　　　月　　　　　日

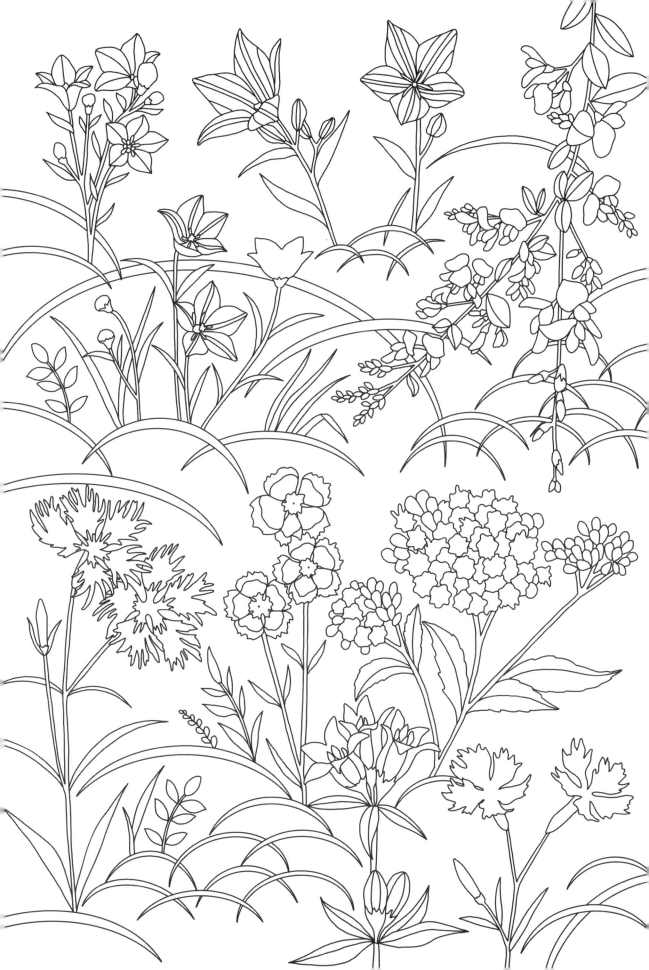

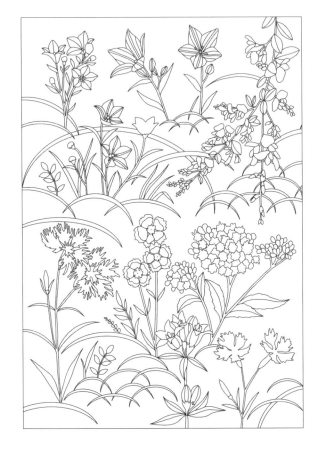

秋

花野にて

桔梗、萩、撫子、藤袴、竜胆などの秋草が咲き乱れる野で。風に揺れながら寄り添って咲く秋草には、季節が移ろうはかなさを感じます。過ぎ去った夏を思い、ていねいにぬりましょう。

色をぬった日

| | 年 | 月 | 日 |

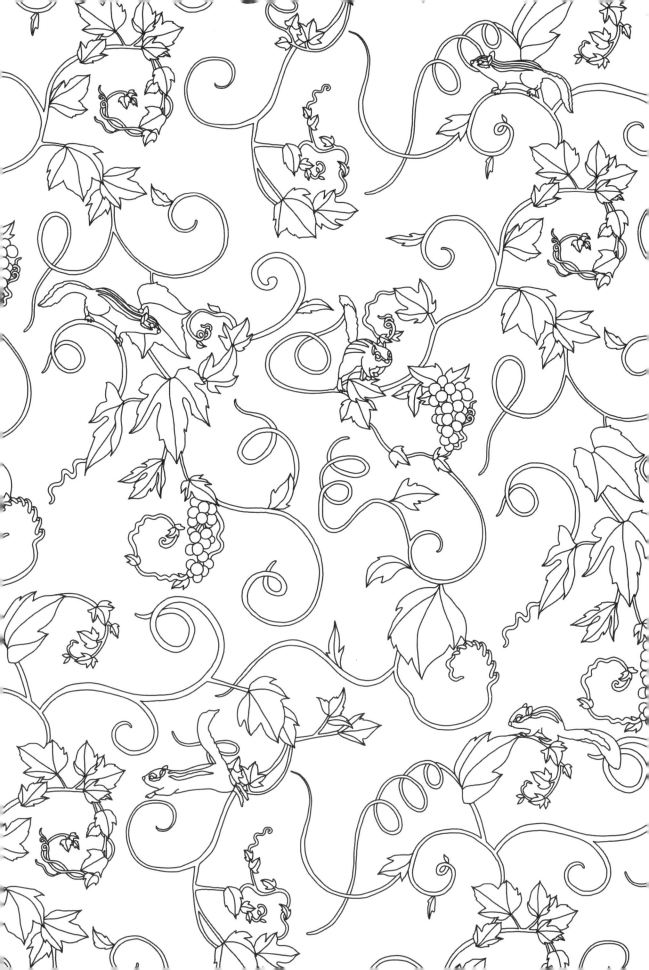

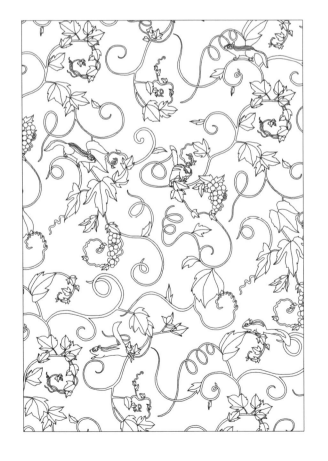

 秋

葡萄栗鼠

葡萄はたくさんの実がなることから豊穣
を、栗鼠は多くの子を産む鼠に似ている
ことから子孫繁栄を象徴した縁起のよい
文様として好まれました。豊かな毎日を
願って、色をぬるのもいいですね。

色をぬった日

_____ 年 _____ 月 _____ 日

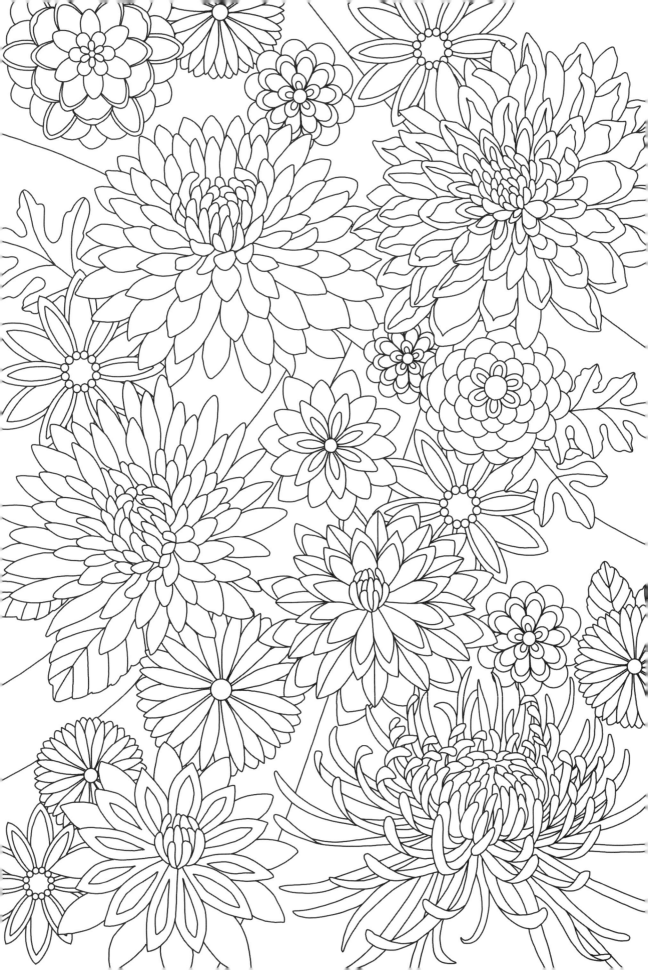

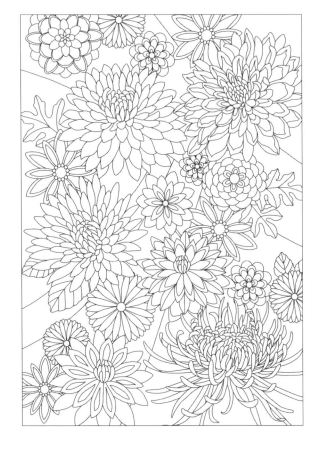

 秋

菊尽くし

菊は、長寿を象徴する尊い花とされ、不老不死、無病息災などの意味がある縁起のよい文様。さまざまな形の菊を組み合わせた「菊尽くし」なら、ぬっているだけで守られている気持ちに。

色をぬった日

　　　　　　　年　　　　月　　　　日

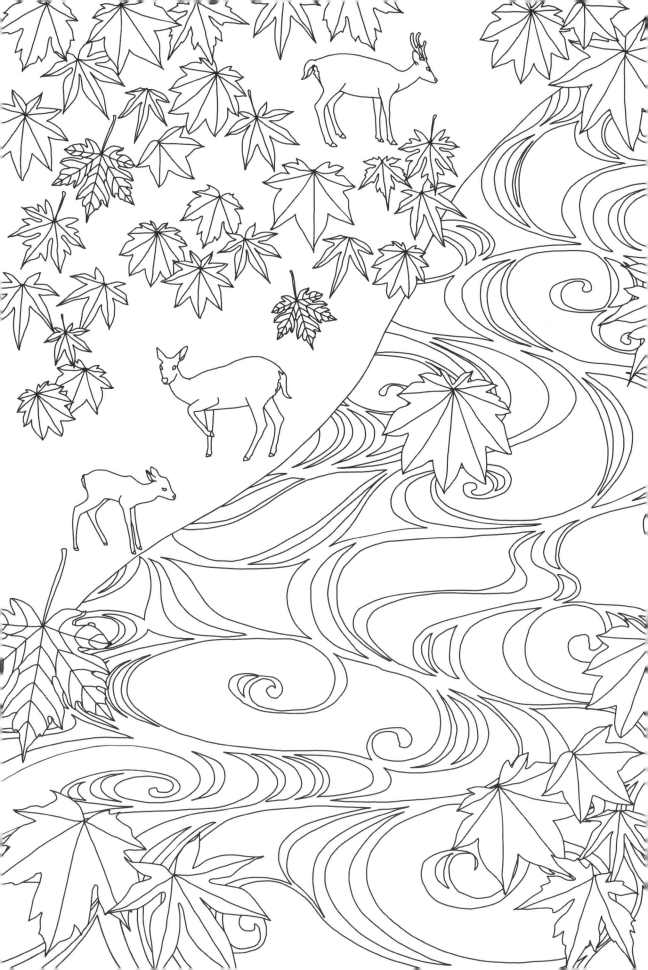

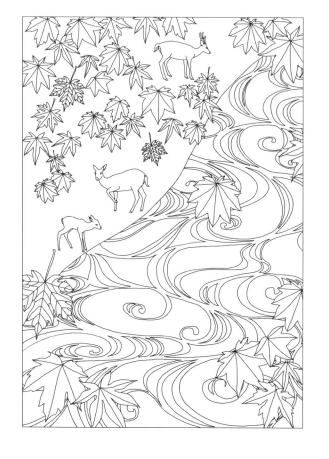

 秋

楓と鹿に流水

色づく木々の中でも、とりわけ美しく秋を彩る楓。冬毛に変わった鹿と、流れる水の姿をあらわした流水文様との取り合わせです。今夜は紅葉狩りの夢が見られるかもしれません。

色をぬった日

年　　　月　　　日

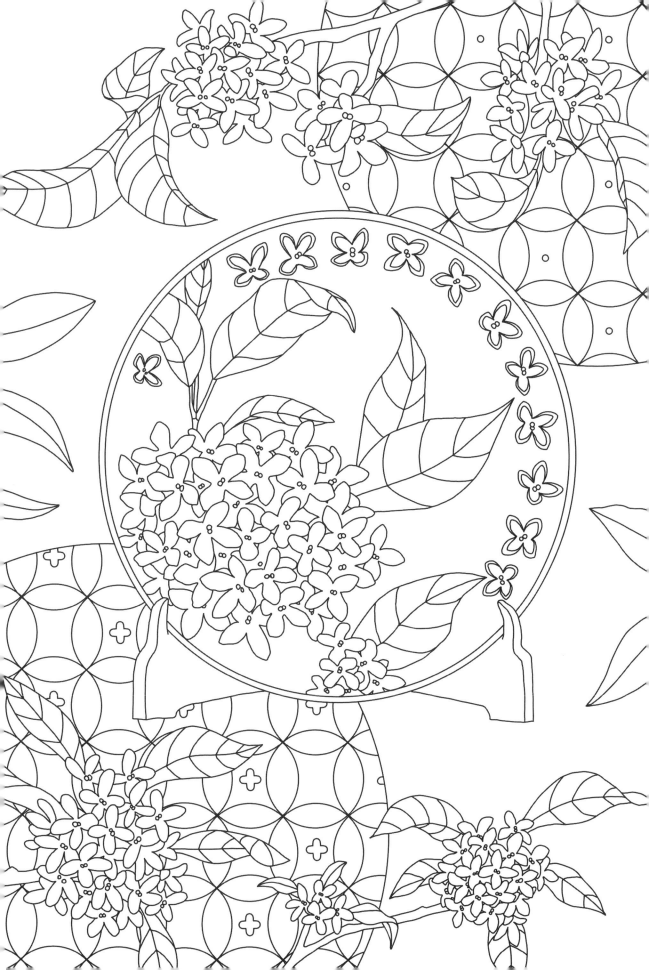

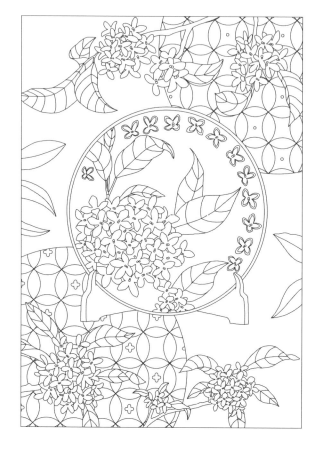

秋

金木犀の絵皿と七宝

秋の到来を感じさせる金木犀の絵皿。七
宝の文様は、円が連なる柄に「縁のつな
がり」を重ねていて、ご縁が無限につな
がる意味をもちます。ご縁に感謝しつつ、
ぬってみましょう。

色をぬった日

_____年_____月_____日

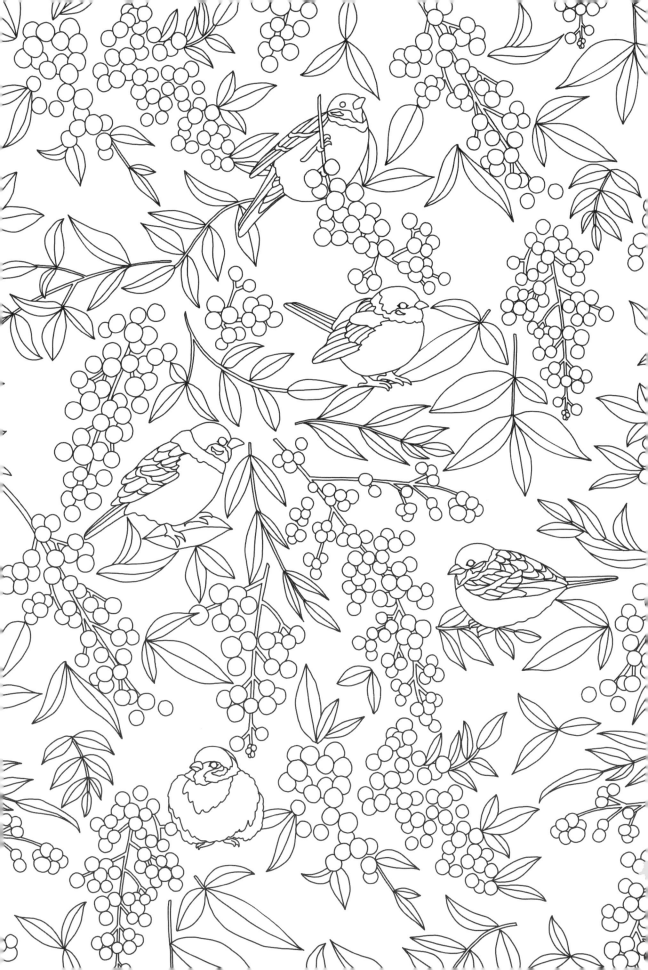

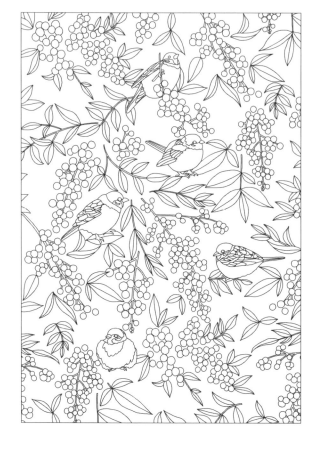

冬

南天と冬の雀

「難を転ずる」に通じる南天は縁起のよ
い植物とされ、庭木として好まれてきま
した。冬の雀もふっくらと羽毛をふくら
ませた姿が愛らしく、豊かさの象徴とさ
れています。

色をぬった日

　　　　　年　　　　月　　　　日

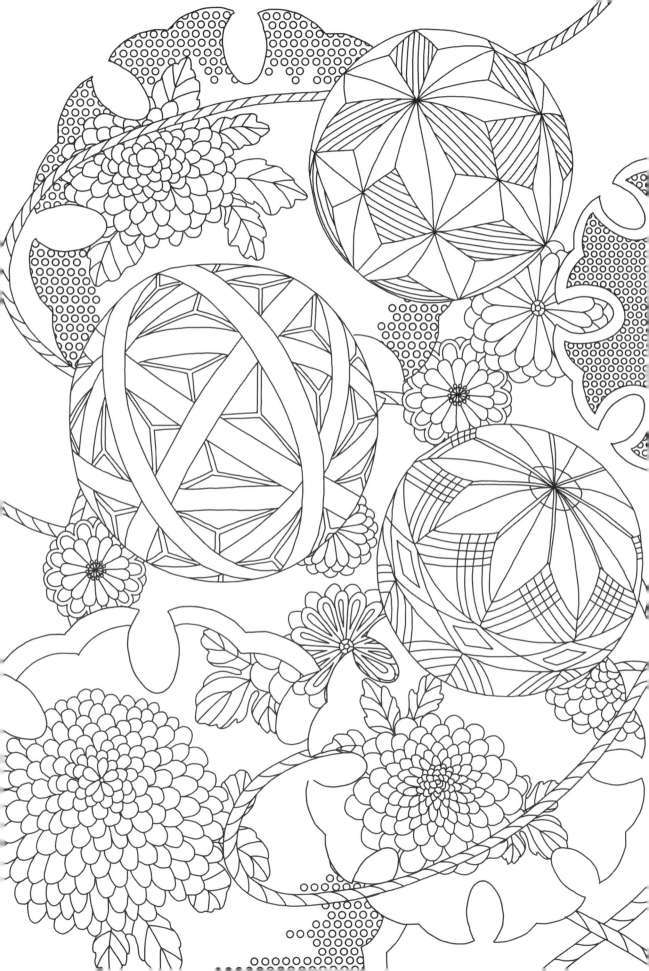

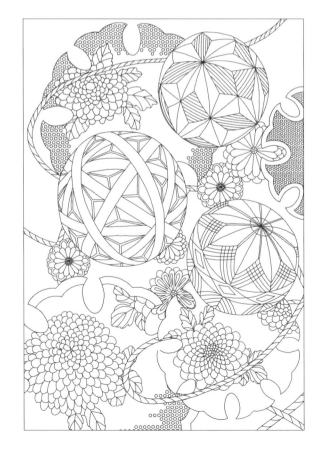

手鞠、雪輪に冬の菊

幸せな人生のシンボルである手鞠と、雪
の結晶を文様化した雪輪。豊作をもたら
す吉祥の象徴である雪輪には、凛とした
冬の菊をあしらって。真摯な気持ちでぬ
りたくなる美しい文様です。

色をぬった日

　　　　　　年　　　　　月　　　　　日

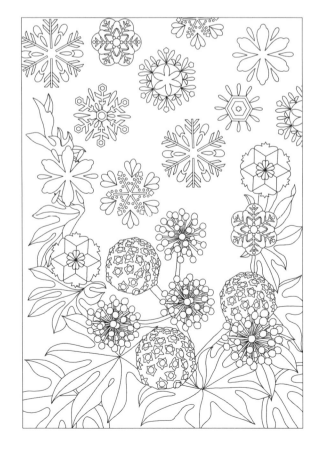

冬

八手の花と雪花

切れ込みが多い葉を手のひらに見立てて
「八手」。末広がりの「八」がつくことか
ら、縁起がよい植物とされます。寒さの
中に咲く八手の花と、雪の結晶を花に見
立てた雪花の文様を、ひんやりとした冬
の美しさで彩ってください。

色をぬった日

_____　年　　　月　　　日

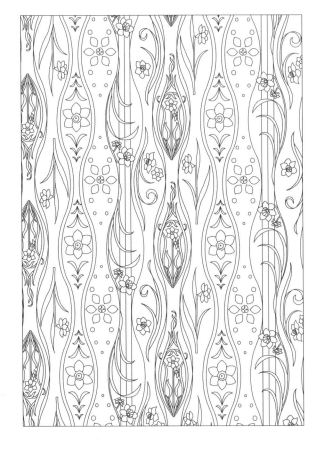

冬

水仙と立涌

可憐な雰囲気でありながら、雪の中でも
開花するほどの生命力をもつ水仙と、運
気を上げるめでたい文様とされる立涌(たてわく)の
組み合わせ。ぬっていくうちに静かな勇
気がわいてきそうです。

色をぬった日

　　　　　年　　　　月　　　　日

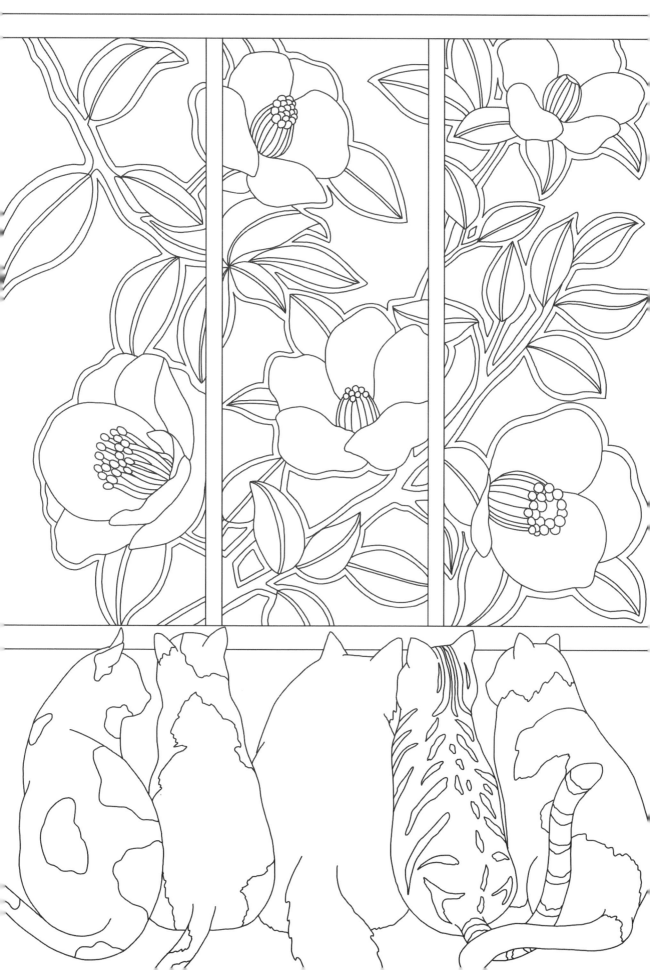

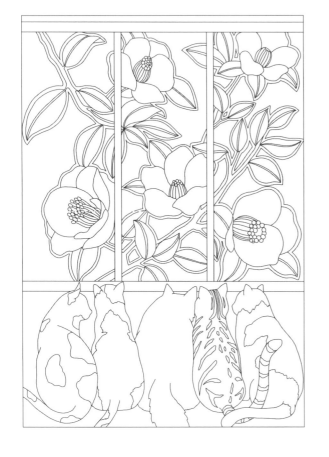

 冬

椿のステンドグラスと猫

冬の寒い時期に優美な花を咲かせる椿の
ステンドグラスと、その下に集まってき
た猫たち。椿の美しさから目が離せない
猫たちの様子は、どこかユーモラスで心
も温まります。

色をぬった日

　　　　　　　年　　　　　月　　　　　日

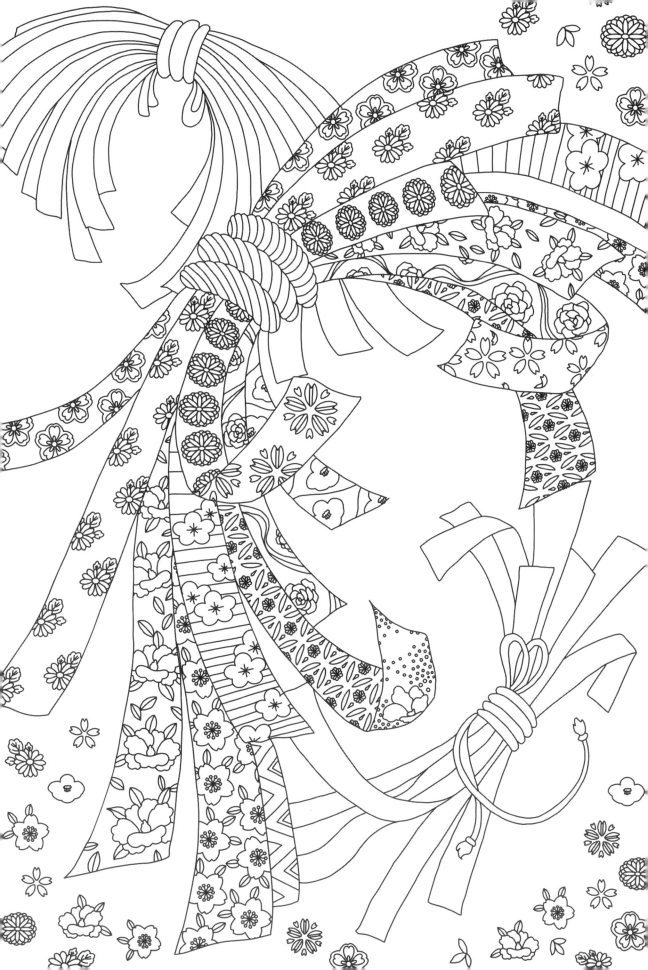

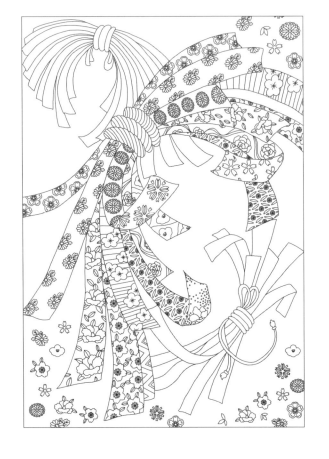

雑

束ね熨斗

細い帯状の熨斗(のし)をたくさん束ねた、縁起物の束ね熨斗。熨斗には、梅や桜、椿、菊など四季折々の花の文様を華やかにあしらっています。配色にこだわってぬってみてはいかがでしょう。

色をぬった日

年　　　月　　　日

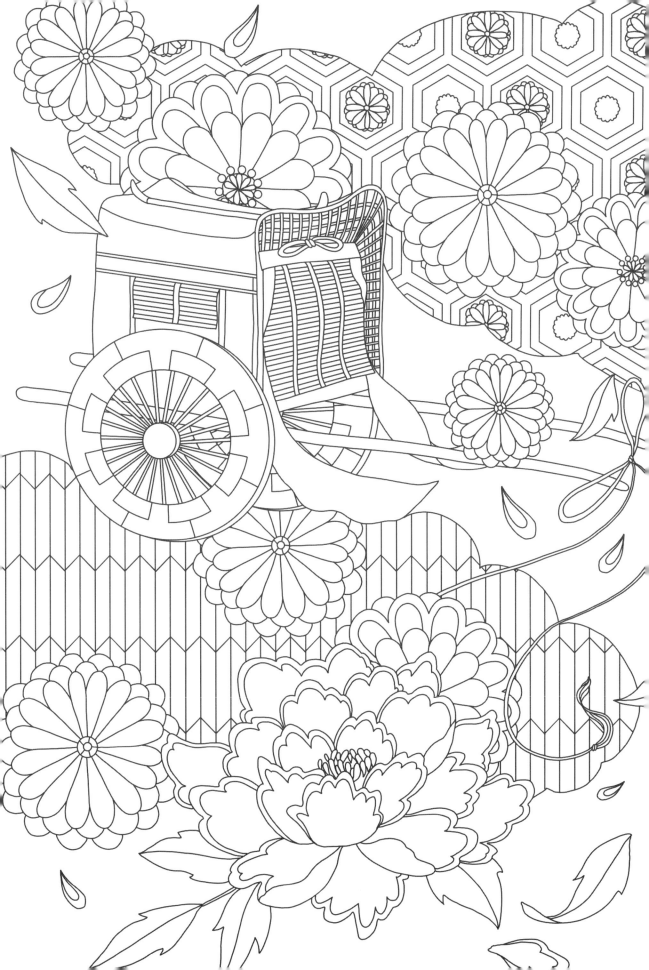

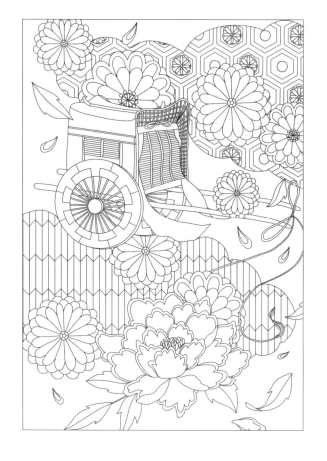

御所車と菊と牡丹、
亀甲と矢絣

平安時代の貴族の乗り物であった御所車
は、高貴の意味をもちます。それを引き
立てる菊と牡丹、そして亀甲と矢絣の吉
祥文様。その世界観にひたってぬったら、
どんな夢が見られるでしょう。

色をぬった日

| 年 | 月 | 日 |

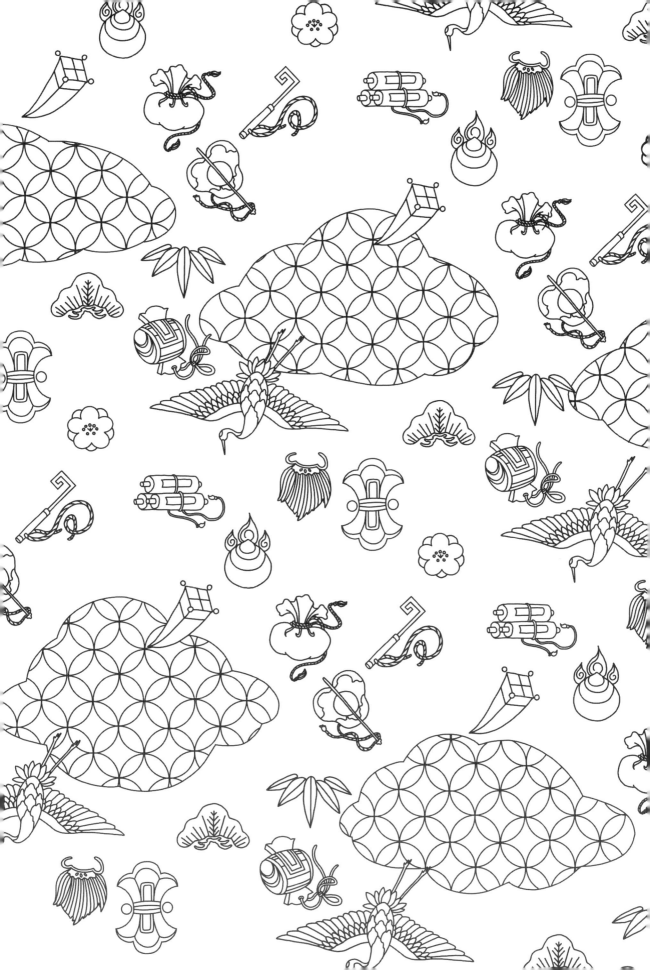

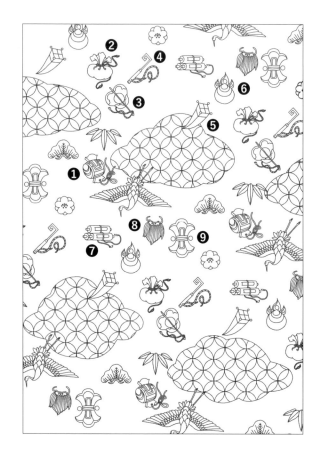

宝尽くし

振れば望みがかなうという打出の小槌や、お守りやお金を入れる巾着など、目を楽しませてくれる縁起物がいっぱいの宝尽くしの文様。どれからぬるか迷うのも楽しいですね。

❶打出の小槌　❷巾着　❸軍配（采配の決定）　❹宝鍵（宝物を守る鍵）　❺丁子（貴重な香料）　❻宝珠（望みのものを出す）　❼宝巻（ありがたい経典）　❽隠れ蓑（災難から身を守る）　❾分銅（金銀を量る）

色をぬった日

_____年_____月_____日

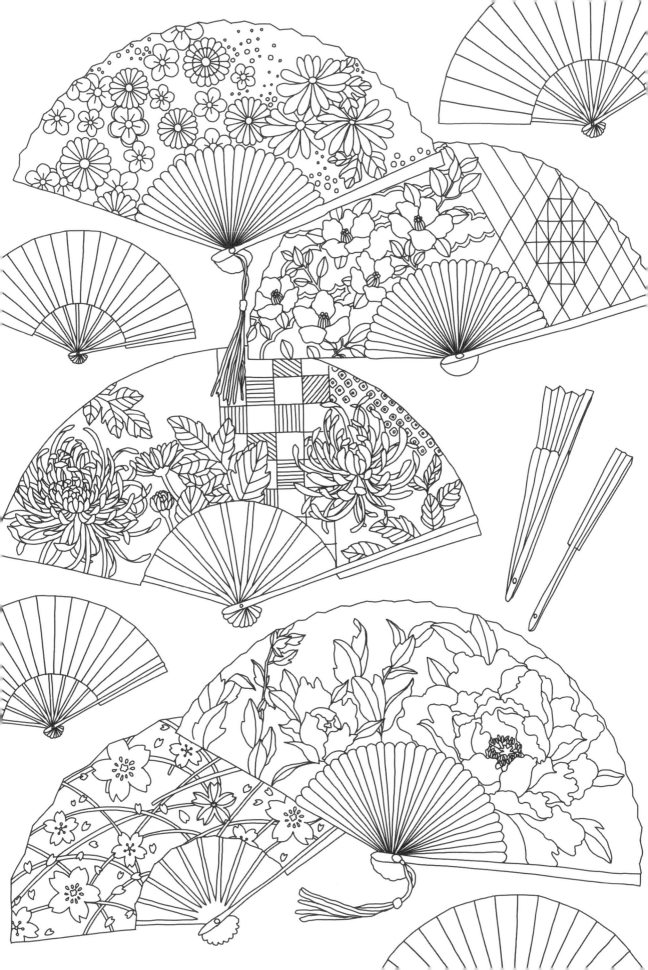

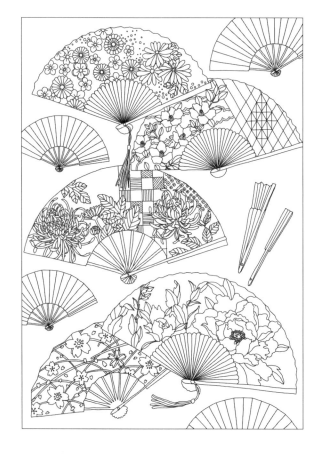

扇散らし

開いたときの末広がりの形から、開運の象徴とされる扇。開いた扇を不規則に散らした優雅な文様です。菊や椿、桜、牡丹などの美しい花の柄を色とりどりにぬると、よいことが起こりそうな予感がします。

色をぬった日

＿＿＿＿＿　年　＿＿＿＿＿　月　＿＿＿＿＿　日

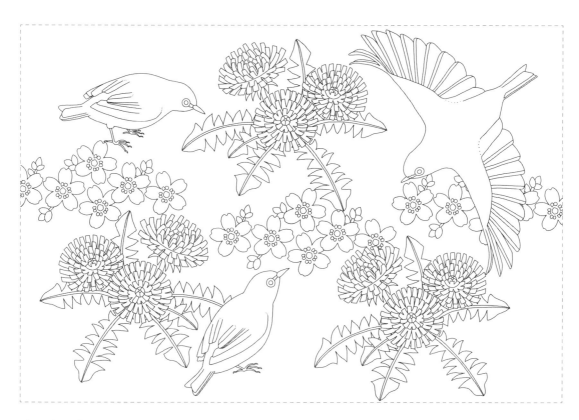

春の花と鳥

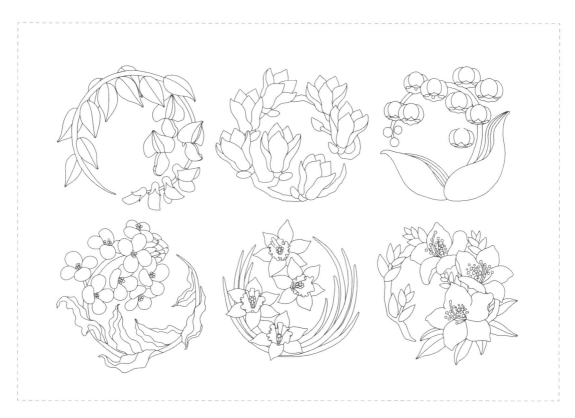

春の花丸文

Postcard

かわいらしい蒲公英と芝桜が咲き、鮮やかな黄緑色の羽の目白も姿を見せています。春のおとずれを
喜ぶ気持ちでぬれば、やさしく穏やかな気持ちで眠りにつけるでしょう。

Postcard

円の形に花を図案化して配置したのが花丸文です。左上から藤、木蓮、鈴蘭、左下から菜の花、水仙、
躑躅。水仙はまだ寒いうちから咲きはじめ、春が近いことを教えてくれます。

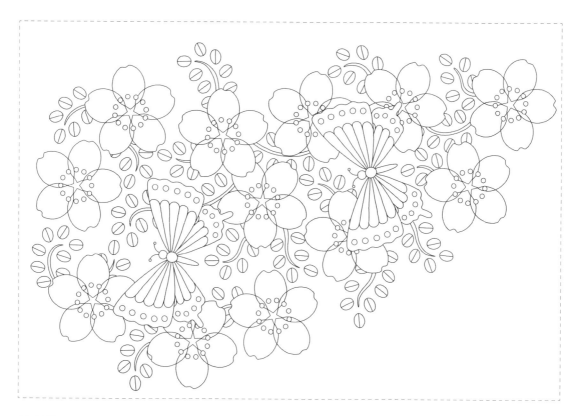

桜と蝶

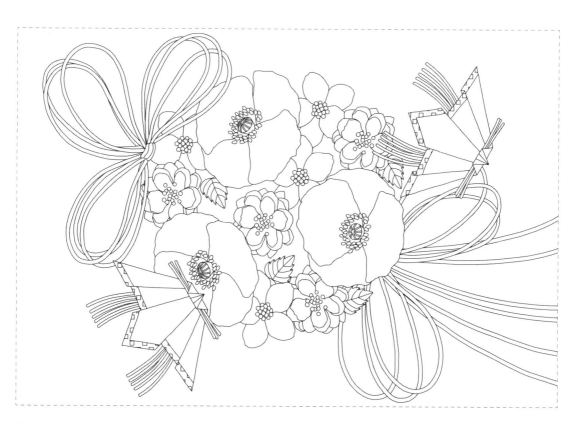

薬玉と熨斗蝶

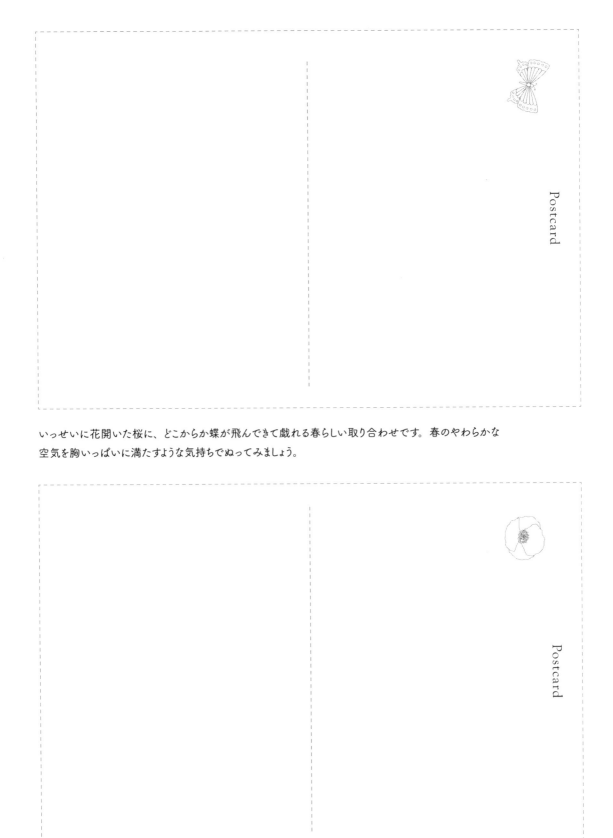

Postcard

いっせいに花開いた桜に、どこからか蝶が飛んできて戯れる春らしい取り合わせです。春のやわらかな
空気を胸いっぱいに満たすような気持ちでぬってみましょう。

Postcard

薬草や香料を玉にして、邪気を避けるものとして吊るされていた薬玉は女児の祝い着などに多く見られる文様です。
薬玉を飾るのは花桃、山吹、雛罌粟。蝶の形を表現した熨斗は長寿の意味をもちます。

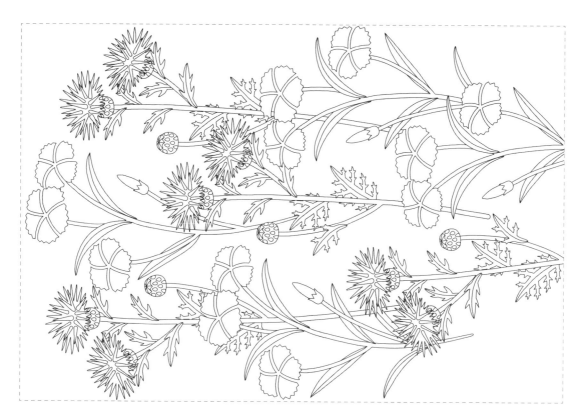

薊と撫子

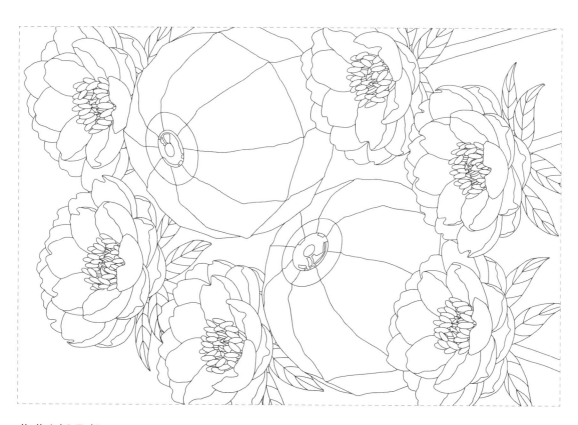

芍薬と紙風船

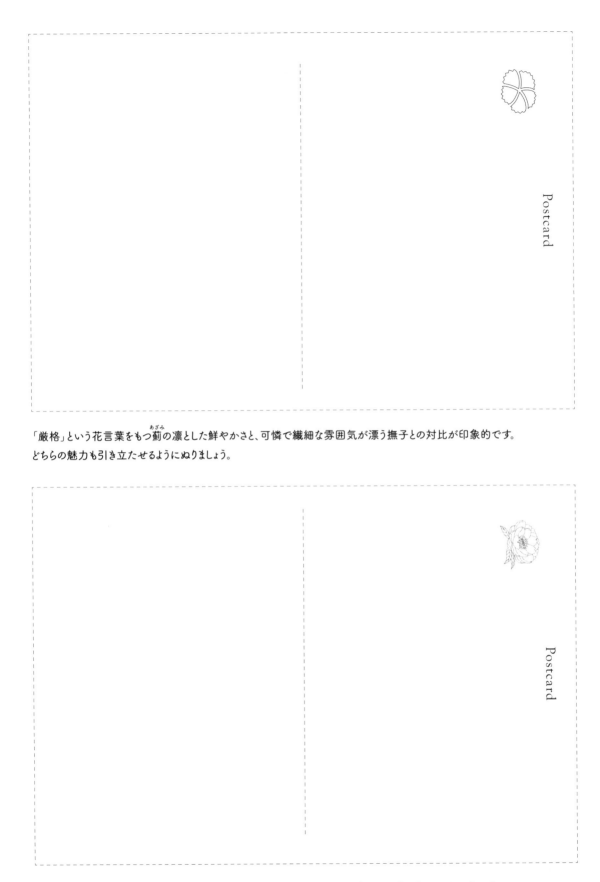

Postcard

「厳格」という花言葉をもつ薊の凛とした鮮やかさと、可憐で繊細な雰囲気が漂う撫子との対比が印象的です。
どちらの魅力も引き立たせるようにぬりましょう。

Postcard

大きな美しい花を咲かせる芍薬。美女をたとえる「立てば芍薬、座れば牡丹、歩く姿は百合の花」とい
う言葉もよく知られています。軽やかな紙風船との取り合わせが意外ですね。

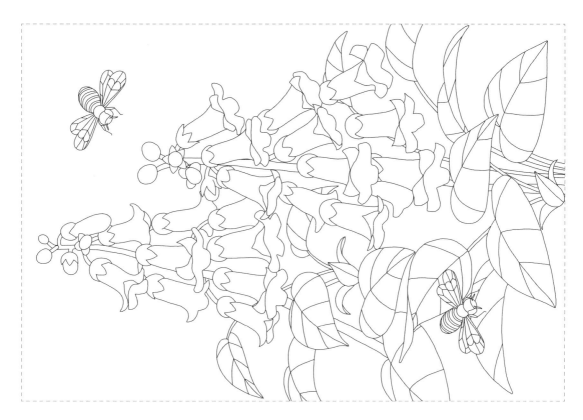

桐の花と蜜蜂

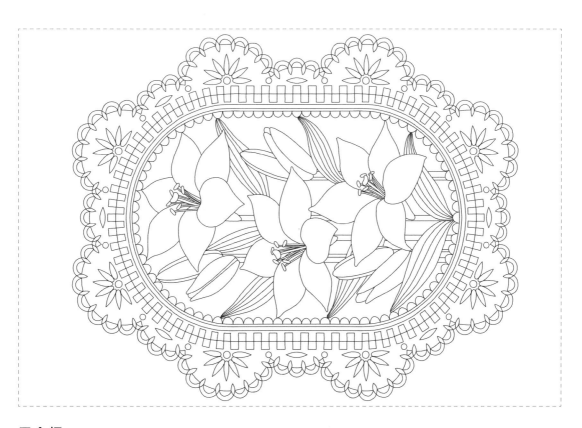

百合柄のレース

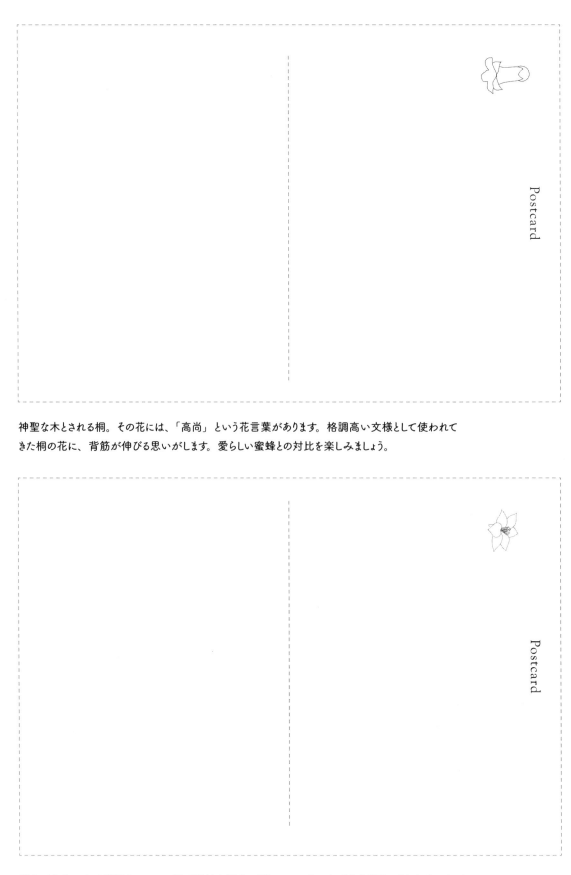

Postcard

神聖な木とされる桐。その花には、「高尚」という花言葉があります。格調高い文様として使われて
きた桐の花に、背筋が伸びる思いがします。愛らしい蜜蜂との対比を楽しみましょう。

Postcard

誰もが心ひかれる繊細なレースの柄は清純な百合の花。レースといえば白と思うかもしれませんが、
お気に入りの色を選んでじっくり時間をかけ、シックに表現してみましょう。

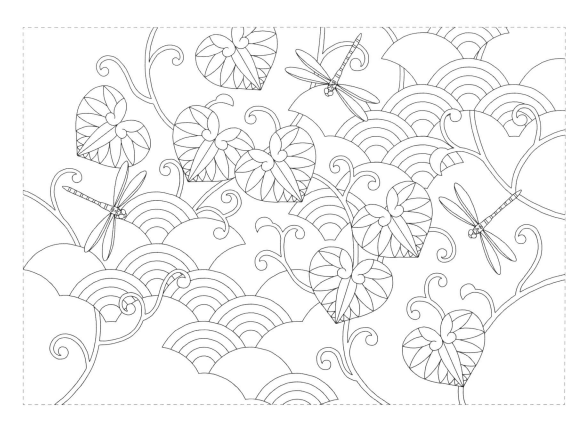

葵唐草と青海波

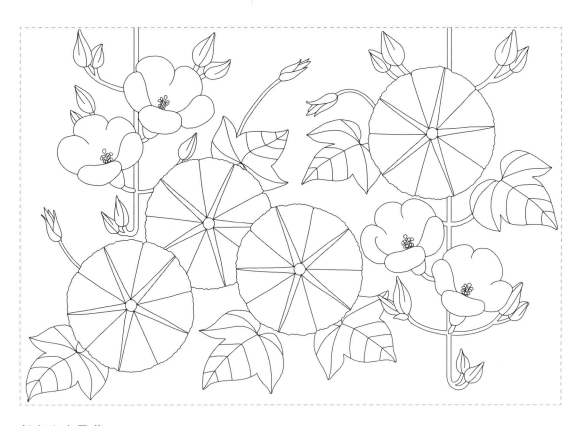

朝顔と凌霄花

Postcard

長く茎をのばし、葉が太陽を向く習性から、発展や繁栄の願いをこめて使われてきた葵の文様。
縁起のよい青海波（せいがいは）と飛行能力にすぐれたオニヤンマを組み合わせた柄で心も元気に。

Postcard

青、紫、白、ピンク、茶色など、多彩な色をもつ朝顔と、空に向かって高い場所で咲く凌霄花（のうぜんかずら）。
心をときほぐして夏を彩る花々をぬれば、1日の疲れもとれそうです。

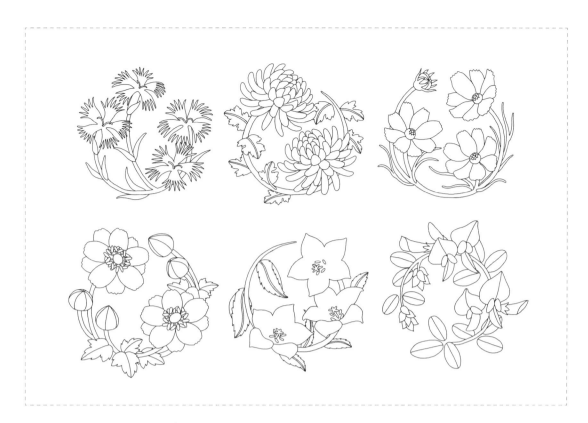

秋の花丸文

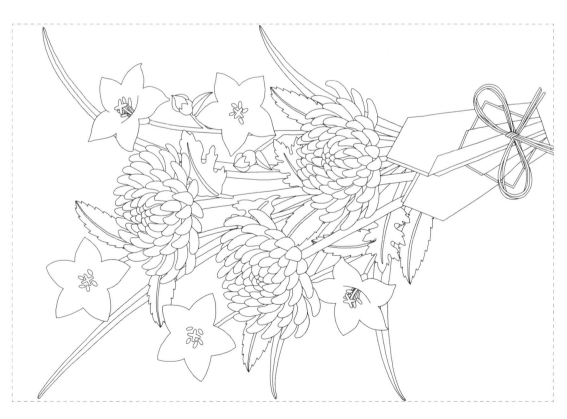

花熨斗

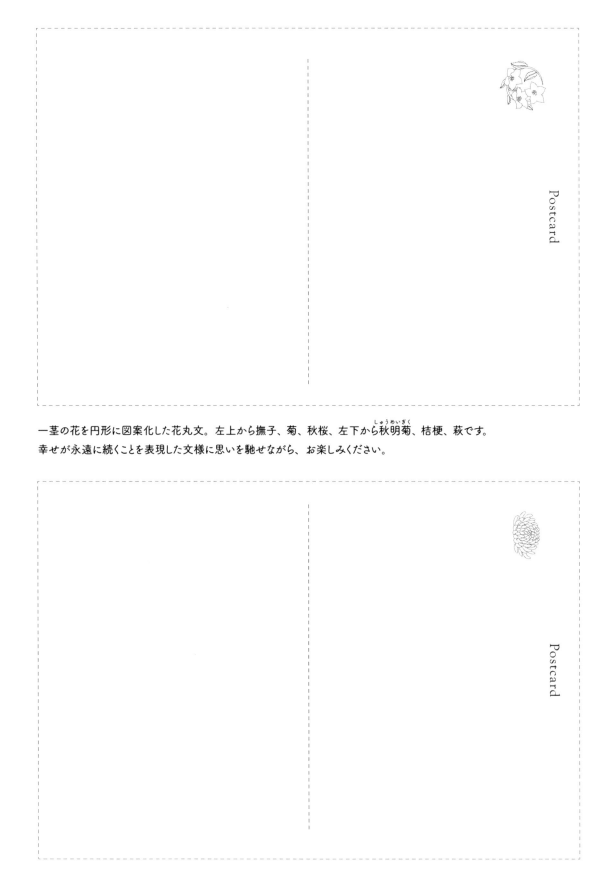

Postcard

一茎の花を円形に図案化した花丸文。左上から撫子、菊、秋桜、左下から秋明菊、桔梗、萩です。
幸せが永遠に続くことを表現した文様に思いを馳せながら、お楽しみください。

Postcard

花束や花の枝を和紙で包み、水引で飾って贈り物とした花熨斗。みやびな花熨斗は、
現代の振袖などに文様として取り入れられています。自分だけの配色にこだわってぬってみましょう。

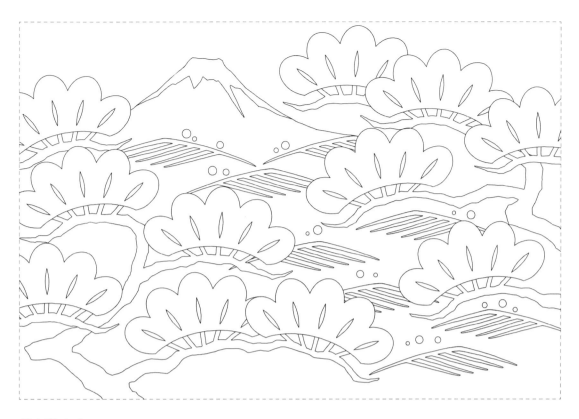

松と富士山

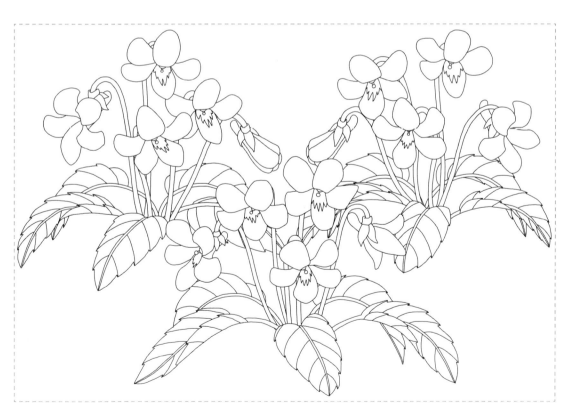

冬菫

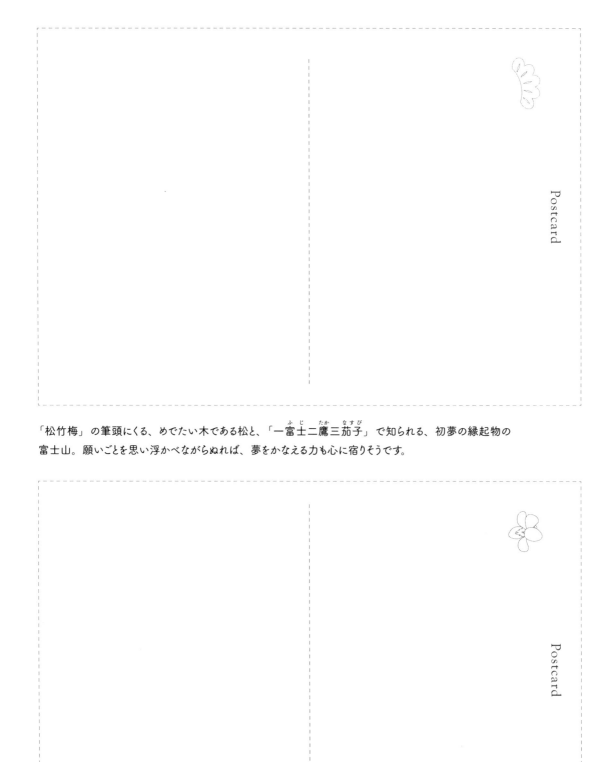

Postcard

「松竹梅」の筆頭にくる、めでたい木である松と、「一富士二鷹三茄子」で知られる、初夢の縁起物の
富士山。願いごとを思い浮かべながらぬれば、夢をかなえる力も心に宿りそうです。

Postcard

冬の終わりに咲く菫。その姿は可憐ですが、凛とした美しさもあり、強さや潔さを感じさせてくれます。
寒さに負けずに咲く菫を思いながらぬると、心も少し強くなっていくようです。

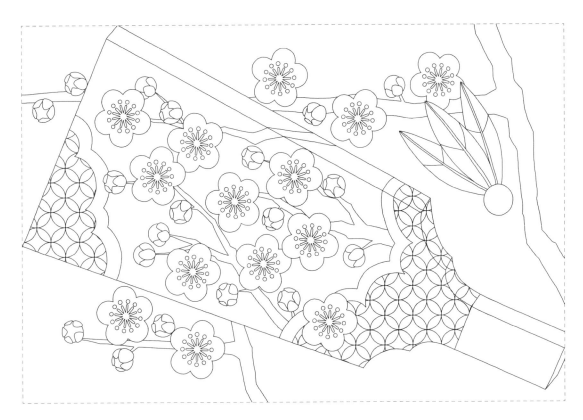

羽子板に梅と七宝

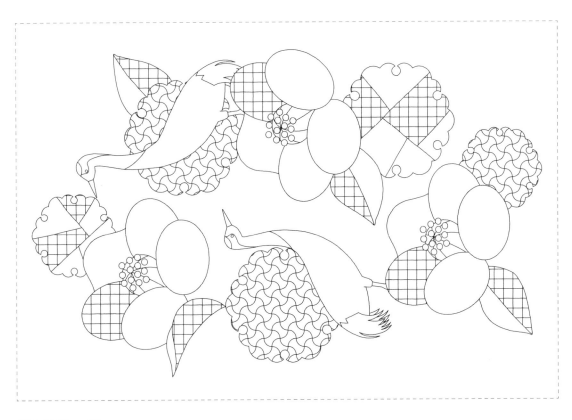

椿と雪輪に鶴

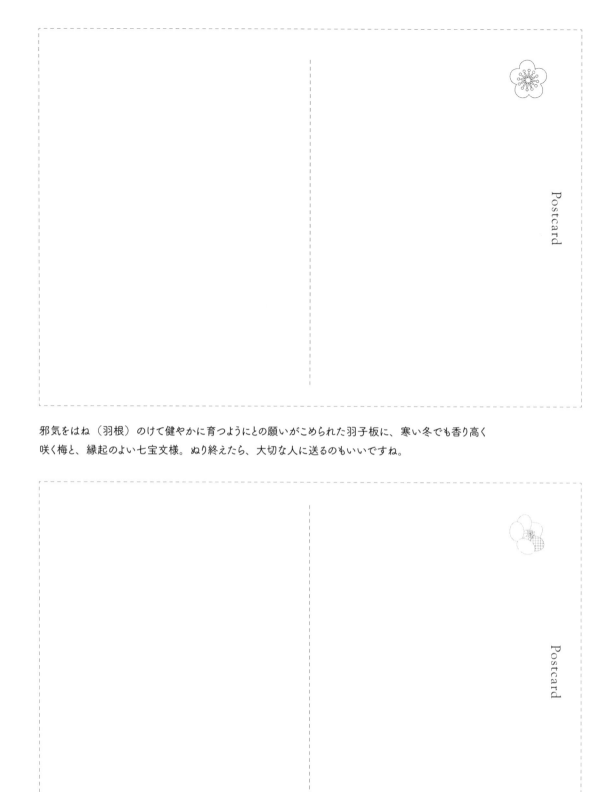

Postcard

邪気をはね（羽根）のけて健やかに育つようにとの願いがこめられた羽子板に、寒い冬でも香り高く
咲く梅と、縁起のよい七宝文様。ぬり終えたら、大切な人に送るのもいいですね。

Postcard

光沢のある青々とした葉をもち、冬の寒い時期に美しく咲く椿と、豊作の象徴といわれる雪輪、
そして古来から縁起がよいとされる鶴の組み合わせ。祈りをこめつつ、ぬりましょう。

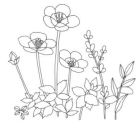

著者
遠藤拓郎（えんどう・たくろう）
医学博士・スリープクリニック調布院長
元慶應義塾大学医学部特任教授
女子栄養大学客員教授

東京慈恵会医科大学卒業、同大学院医学研究科修了、スタンフォード大学、チューリッヒ大学、カリフォルニア大学サンディエゴ校へ留学。東京慈恵会医科大学助手、北海道大学医学部講師を経て、現在スリープクリニック調布院長。祖父（青木義作）は、小説『楡家の人々』のモデルとなった青山脳病院で副院長をしていた時代に不眠症の治療を始めた。父（遠藤四郎）は、日本航空の協賛で初めて時差ボケを研究。祖父、父、息子の3代で90年以上、睡眠の研究を続けている「世界で最も古い睡眠研究一家」の後継者である。スリープドクターとして、テレビやラジオなど多くのメディアでも活躍中。
主な著書に、ベストセラーとなった『4時間半熟睡法』『朝5時半起きの習慣で、人生はうまくいく！』『6分半で眠れる！快眠セラピーCDブック』（いずれもフォレスト出版）、『75歳までに身につけたいシニアのための7つの睡眠習慣』（横浜タイガ出版）、漫画家・江川達也氏との共著『睡眠はコントロールできる』（KADOKAWA）などがある。

◎スリープクリニックのホームページ
https://www.sleepmedicine-tokyo.com

原画
藤田有紀（ふじた・ゆき）
イラストレーター。北海道札幌市生まれ。2011年、武蔵野美術大学造形学部日本画学科卒業。大学卒業後、都内複数のデザイン会社、アパレル会社と契約し、イラスト制作、ウィンドウディスプレイ制作、内装制作、デザイン制作を経験したのち、2016年、フリーランスとして独立。独立後は都内を中心として、広告、書籍、アパレル、WEB、ウォールアートなど多岐に及ぶ媒体のイラスト制作に携わる。繊細な線や水彩絵具を使用した柔らかいタッチのイラストを得意とする。

ポストカード原画
三葉南央子（みつば・なおこ）
イラストレーター。イラストレーターズ通信会員。鹿児島県で生まれ、その後東京で育ち、美術の専門学校を卒業。デザイン制作会社で働いたのち、画材店、書店でのパート勤務を経て、フリーランスのイラストレーターになり、現在に至る。

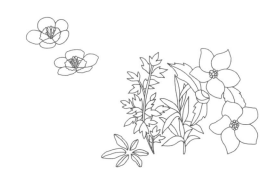

参考文献
『75歳までに身につけたいシニアのための7つの睡眠習慣』遠藤拓郎著、横浜タイガ出版、2021年
『すぐわかる日本の伝統文様 名品で楽しむ文様の文化』並木誠士監修、東京美術、2006年
『きものの文様 ―格と季節がひと目でわかる』藤井健三監修、世界文化社、2009年
『帯と文様 ―織り帯に見る日本の文様図鑑』藤井健三監修、弓岡勝美編集、世界文化社、2008年
『日本の折形 ―伝統を受け継ぐ型約七十点を掲載した包み方の手引き』山根一城著、誠文堂新光社、2009年
『江戸の美 きものデザイン』女子美術大学監修、東京美術、2011年
『日本の文様 解剖図鑑』筧菜奈子著、エクスナレッジ、2019年

内容に関するお問い合わせは
小社ウェブサイトお問い合わせフォームまでお願いいたします。
ウェブサイト https://www.nihonbungeisha.co.jp/

協力　　　株式会社ワタナベエンターテインメント、海老澤文子
撮影　　　天野憲仁（日本文芸社）
デザイン　阿部美樹子
原画　　　藤田有紀、三葉南央子
イラスト　oyasmur
DTP協力　有限会社中央制作社
編集協力　ユウコ、有限会社ヴュー企画（須藤和枝）

脳と心を癒して心地よく眠る
和の花もようのぬり絵

2023年4月20日 第1刷発行

著　者　　遠藤拓郎
発行者　　吉田芳史
印刷所　　株式会社光邦
製本所　　株式会社光邦
発行所　　株式会社 日本文芸社
　　　　　〒100-0003　東京都千代田区一ツ橋1-1-1
　　　　　パレスサイドビル8F
　　　　　TEL 03-5224-6460（代表）

Printed in Japan 112230411-112230411 Ⓝ01（160047）
ISBN978-4-537-22095-7
URL https://www.nihonbungeisha.co.jp/
©Takuro Endo 2023
（編集担当 前川）